临床骨科诊疗实践

刘文泉　著

汕頭大學出版社

图书在版编目（CIP）数据

临床骨科诊疗实践 / 刘文泉著. -- 汕头：汕头大学出版社，2021.1

ISBN 978-7-5658-4232-0

Ⅰ. ①临… Ⅱ. ①刘… Ⅲ. ①骨疾病－诊疗 Ⅳ. ① R68

中国版本图书馆 CIP 数据核字（2020）第 261317 号

临床骨科诊疗实践

LINCHUANG GUKE ZHENLIAO SHIJIAN

作　　者：刘文泉
责任编辑：胡开祥
责任技编：黄东生
封面设计：钟晓图
出版发行：汕头大学出版社
　　　　　广东省汕头市大学路 243 号汕头大学校园内　邮政编码：515063
电　　话：0754–82904613
印　　刷：廊坊市海涛印刷有限公司
开　　本：710mm×1000mm　1/16
印　　张：7.25
字　　数：130 千字
版　　次：2021 年 1 月第 1 版
印　　次：2025 年 1 月第 1 次印刷
定　　价：58.00 元
ISBN 978-7-5658-4232-0

前　言

　　骨科学又称矫形外科学，与其他外科学相比，骨科临床治疗十分复杂，涉及骨骼、关节、肌肉、肌腱、血管、神经等多种组织。近年来，关于骨关节疾病的研究取得了很大的进步。为了满足当前临床骨关节诊疗的需要，适应当前临床骨科学发展的形势，笔者在广泛参考了国内外权威文献资料基础上，结合自己的经验和业务专长特编写了本书。

　　本书主要探讨骨关节疾病的诊疗问题。共分三部分，系统地介绍了骨的正常结构、骨和骨组织的生物力学、骨科疾病检查、开放性骨折与关节损伤的处理原则及诊疗规范等。全书内容科学、技术实用，可操作性强，对规范骨科临床技术操作、提高医疗质量有重要的指导作用，适合医学生、骨科医师、基层全科医务人员学习参考。

　　由于编写时间仓促，再加上编写水平所限，书中难免存在疏漏或不足之处，敬请广大读者批评指正。期待本书能够为规范广大骨科医生的临床工作提供有价值的帮助。

作　者

2020 年 5 月

目　录

第一章　骨的正常结构

第一节　骨的基本结构

骨是一种特殊的结缔组织，由多种细胞和基质组成，前者有骨细胞、成骨细胞和破骨细胞，后者包括胶原纤维、蛋白多糖和羟磷灰石结晶。

一、骨细胞

根据形态和功能，骨组织内的细胞可分为三种类型：成骨细胞、骨细胞和破骨细胞。

（一）成骨细胞

是骨基质的原始生产者，是由骨内膜和骨外膜深层的骨原细胞分化而成，常位于新生骨的表面，具有制造基质中的胶原和糖蛋白成分的功能，还能引起骨质矿化、调节细胞外液和骨间电解质的流动，常在新骨表面形成一层单层细胞。活跃的骨原细胞呈立方形或柱状，当骨形成缓慢时则变为扁平状或梭形。其胞质丰富，呈嗜碱性；核较大，圆形或卵圆形，有 1~3 个核仁；染色质少，较透明。成骨细胞膜表面可见多数短的微绒毛突起与邻近的细胞连接。电镜下，胞质基本上由发育良好的粗面内质网占据；核糖体游离或附着于内质网膜上，形成膜状管结构；线粒体较多，小而呈圆形。此外，还可以见到溶酶体、空泡与糖原等。

（二）骨细胞

它是骨组织中的主要细胞，位于骨陷窝内。成熟的骨细胞体积较小，呈枣核状或为卵圆形；其胞质少，嗜碱性；核呈梭形，染色质多而深染。新生成的骨细胞则具有与成骨细胞相似的特征，即丰富的粗面内质网、大的高尔基体和数量众多的线粒体。骨细胞表面具有多数纤细而长的突起，与相邻细胞相互连接，以利于组织液的交换。突起一般位于穿破骨基质后所形成的隧道（称为骨小管）中，突起周围也有一条约 1μm 宽的狭窄的间隙，不含胶原纤维。此间隙内可能有间质液与代谢物的循环。骨细胞在基质内均匀分布，排列规则，其纵轴与所在板状系统的纵轴一致。

骨细胞除参与骨的生成外，也参与骨的吸收（骨细胞吸收）。当骨细胞处于溶骨期时，其细胞器与破骨细胞的细胞器极为相似。当处于生骨期时，则具有成骨细胞的特征。

（三）破骨细胞

来自造血组织中的单核/巨噬细胞，是一种多核巨细胞，含有丰富的酸性磷酸酶和胶原酶，具有吸收骨和钙化软骨的功能。其体积大小相差悬殊。核数亦不相同，有 2~20 个不等，但在切片标本上仅见其中数个。破骨细胞呈圆形或卵圆形，胞质丰富，呈嗜碱性，有时嗜酸性，与其功能状态有关。胞质内含颗粒与空泡。核圆形，透明。电镜下，功能活跃的破骨细胞胞质内含有相当多的粗面内质网和核糖体，线粒体量多，内含电子致密性颗粒。此外，尚可见到溶酶体及大小不等的空泡，其特征性结构为细胞膜在贴近被吸收骨一侧形成许多密集的皱褶，称为皱褶缘，以增加破骨细胞的面积，有利于骨质吸收。

破骨细胞贴附在骨的表面，在吸收陷窝（豪希普陷窝）内进行破骨性吸收。其机制可能是通过使局部 pH 降低，溶解矿物质成分，并通过分泌溶酶体酶消化其有机物成分，两者是同时进行的。此外，还可通过吞噬作用将骨矿物摄入至细胞内，并溶解之。

多种因素可加强破骨细胞的作用。全身因素（如甲状旁腺激素）可促使破骨细胞形成且使其功能增强，同时还可改变细胞膜对钙磷离子的渗透性作用。局部因素包括外伤、机械性压力，在骨折的塑形阶段都可见到破骨细胞。

二、骨基质

骨基质由无机物和有机物组成。有机物包括胶原、蛋白多糖、脂质，特别是磷脂类。无机物通常称为骨盐，主要为羟磷灰石结晶和无定形磷酸钙。

（一）胶原

约占有机成分的 90%，是一种结晶纤维蛋白原，包埋在基质中，具有典型的 X 线衍射像和电镜图像，并有 64nm 轴性周期，其主要成分为氨基己酸、脯氨酸、羟脯氨酸和羟赖氨酸，后两者为胶原所特有。

胶原具有很强的弹性和韧性，有良好的抗机械应力功能，其主要作用就是使各种组织和器官具有强度结构稳定性。

（二）蛋白多糖

占有机物的 4%~5%，是糖类与蛋白质的络合物，由成纤维细胞、成软骨细胞和成骨细胞产生，由透明质酸、蛋白核心与蛋白链以及多糖侧链构成。骨最主要的多糖是硫酸软骨素 A。

（三）脂质

在骨有机物中少于 0.1%，具有重要功能的是磷脂类，它能间接地增加某些组织的矿化，并在骨的生长代谢过程中起一定作用。

（四）涎蛋白

涎蛋白对钙离子有很强的亲和力，也能结合磷酸钙结晶，其作用与钙化有关。

（五）骨盐

占骨重量的 65%~75%，大多沉积在胶原纤维中。在全部矿物质中，约 45%

是无定形磷酸钙，其余的大部分是羟磷灰石结晶。

骨质中次要的矿物质是镁、钠、钾和一些微量元素（如锌、锰、钼等）。

三、骨组织结构

胚胎时期首先出现的原始骨系非板状骨（或称编织骨），此后非板状骨被破坏，被基质呈分层状的骨所代替，称为继发性骨或板状骨。骨的基本组织结构包括骨膜、骨质和骨髓。

（一）骨膜

被覆于骨表面的、由致密结缔组织所组成的纤维膜称骨外膜，附着于髓腔内面的则称骨内膜。

1. 骨外膜

（1）纤维层：是最外层的一层薄的、致密的、排列不规则的结缔组织，内含较粗大的胶原纤维束，有血管和神经束在其中穿行。有些粗大的胶原纤维束向内穿进外环层骨板，称为贯穿纤维，亦称沙比纤维。

（2）新生层（成骨层）：是骨外膜，其内层与骨质紧密相连，粗大的胶原纤维很少，代之以较多的弹性纤维，形成薄的弹性纤维网。在骨的生长期，骨外膜很容易剥离，但成年人的骨膜与骨附着牢固，不易剥离。内层细胞在胚胎或幼年期直接参与骨的形成，至成年后则保持潜在的成骨功能。

2. 骨内膜

除附着于骨髓腔内面外，也附着在中央管（哈弗斯管）内以及包在骨松质的骨小梁表面。骨内膜的细胞也具有成骨和造血功能，成年后呈不活跃状态，一旦骨有损伤，则恢复成骨功能。

（二）骨质

骨质分为骨密质和骨松质，长骨的骨密质由外到内依次为外环骨板层、骨单位（哈弗斯系统）和内环骨板层。

1. 外环骨板层

外环骨板由表面数层骨板环绕骨干排列而成，与骨外膜紧密相连，其中有与骨干垂直的孔道横行穿过骨板层，称为穿通管，营养血管由此进入骨内。

2. 内环骨板层

由近髓腔面的数层骨板环绕骨干排列而成，最内层为骨内膜附着面，亦可见垂直穿行的穿通管。

（三）骨单位

又称哈弗斯系统，是骨密质的基本结构单位，为内、外环骨板层之间及骨干骨密质的主体。在由继发性板状骨代替原始编织骨的同时发育形成。骨单位为厚壁圆筒状结构，与骨干的长轴平行排列，中央有一条细管，称为中央管。骨细胞位于骨陷窝内，骨小管系统把中央管和骨陷窝连接起来，供骨细胞摄取营养物质，排出代谢废物。中央管内有小血管和细的神经纤维，仅有单条的小血管，大多为毛细血管。如同时有两条血管，其一为厚壁，另一条为薄壁，为小动脉或小静脉。中央管与穿通管互相呈垂直走向，并彼此相通，血管亦相交通。

骨松质的骨小梁也由骨板构成，但结构简单，层次较薄，一般不见骨单位。有时仅可见到小而不完整的骨单位，血管较细或缺如，骨板层间也无血管。骨细胞的营养由骨小梁表面的骨髓腔血管提供。

第二节 骨的血液供应

长骨的血供来自三个方面：①干骺端、骨端和骨骺动脉。②滋养动脉。③骨膜的血管。

一、髓内营养系统

滋养动脉是长骨的主要动脉，供应长骨全部血量的 50%~70%。滋养动脉一般有 1~2 支，经滋养孔进入骨内，入髓腔后即分为升、降两支到达骨端，沿途发出许多细小的分支，大部分直接进入骨皮质，并与骨外膜动脉、干骺端动脉的分支共同组成髓内营养系统，另有一些分支进入髓内血管窦。髓内营养系统是髓内的重要血供来源，还能供给骨皮质的内 2/3 或更远的一些部位，并且穿过内环骨板与中央管中的血管形成吻合支。

进入骨髓血管窦的一些小动脉则供给骨皮质的骨内膜，髓内营养血管以放射状分布，形成髓内和皮质内毛细血管，大约 30% 的血液流至骨髓的毛细血管床，70% 的血液流至皮质内毛细血管床。骨髓和骨皮质的毛细血管床互不联系，血液回流也是分开的。

二、骨膜的血管

骨外膜动脉的分支穿过外环骨板与中央管内的血管吻合，供应骨干骨密质的外 1/3。

骨膜外层表面有一血管丛，它既与骨骼肌的血管吻合，又与骨膜的内层血管网相连。这样，骨骼肌血管体系与骨膜血管体系的吻合使骨干具有双重血供。

三、骺动脉和干骺端动脉

骺动脉和干骺端动脉发自骨附近的动脉，它们分别从骺板的近侧和远侧进入骨内，幼年时期两者是相互独立的，成年后相互吻合，并有分支到达关节软骨深面的钙化层或形成襻状动脉网。骺板骨化后也和滋养动脉的升、降支形成吻合支。

不规则骨、短骨和扁骨的动脉多来自骨膜动脉或滋养动脉，它在骨膜下呈网状分层排列。

四、静脉回流

上述营养动脉都有静脉伴行，长骨具有一个较大的中央静脉窦，来自骨髓毛细血管床（即血管窦）的血液通过横向分布的静脉管道直接流入中央静脉窦或先引流至大的静脉分支，然后再汇入中央静脉，将静脉血引流出骨，仅有 5% ~

10%的静脉血经营养静脉回流。

第三节　骨的代谢

人体内钙、磷代谢是既具有相互作用，又能保持相互平衡的两个系统：一为离子化与活性代谢池，含钙数量虽少，但功能却极为重要；另一为非活性离子钙的储存器，即骨。磷完全以离子状态无机磷酸盐的方式存在于血液中，在骨内和钙结合成羟磷灰石。

一、钙在骨代谢中的作用

钙是人体内必不可少的元素，体内的钙含量随年龄增长而逐渐增加。成人体内钙含量约为1000g，其中细胞外液与肌肉中的钙量不超过10g，其余均以磷酸盐、碳酸盐和氢氧化物的形式存在于骨组织中。

（一）钙的吸收

钙吸收部位在小肠上段。奶和奶制品中含有丰富的钙，每天成人食入0.6~1.0g，但仅200~500mg被吸收，其余经粪便排出。钙在肠道内经特殊机制摄取，其吸收依赖于维生素D、甲状旁腺激素和降钙素。由内源性分泌的钙大部分被重吸收，因而吸收机制就更为复杂。由肠分泌作用从粪便中排出的为内源性钙丢失。净吸收与实际吸收的区别在于净吸收是指摄入量和粪便中排出量之间的差值。实际吸收是将内源性分泌的钙吸收也包括在内，所以净吸收低于实际吸收。

（二）钙的排泄

钙的排泄主要通过肾，小部分通过肠道。排泄量个体差异很大，受每个人的饮食和其他多种因素影响。成人24小时经肾排泄量为50~250mg，儿童一般情况下为4~6mg/kg，高于或低于这个范围均属异常。测定正常值时，应事先细致地控制数日食入钙。离子由肾小球滤过，约 99%在肾小管被重吸收，重吸收率取决于维生素 D 和甲状旁腺激素的水平。

（三）钙的功能

（1）钙是血液凝固的必要物质。

（2）对保持神经肌肉的应激性和肌肉的收缩作用起重要作用。

（3）参与黏蛋白和黏多糖的构成以及许多酶的形成。

（4）维持细胞渗透压。

（5）调节酸碱平衡和加强骨的机械力量。

二、磷在骨代谢中的作用

骨内磷酸盐和血中离子状磷酸盐保持着动态平衡。正常成人每天磷最低需要量是 0.88g，生长期儿童和孕妇稍多。奶、蛋、肉类和谷类食物是磷的主要来源，磷全部在小肠吸收。食物中的磷大部分是有机结合磷，在胃中 pH 呈酸性时并不释放出来；而在适当的肠磷酸酶活性和 pH 为 9.0~10.0 时，结合磷于回肠发生分解，小肠即可吸收大部分磷，吸收过程受维生素 D 控制。

血清磷以无机磷酸盐离子形式存在，约 60%的摄入量经尿排出。正常情况下，每天磷排泄量为 350~1000mg，平均 800mg。

血清钙磷比值保持一种动态平衡，摄入钙过多，会使磷酸盐在小肠内变为不可溶性，使磷的摄入减少，导致低磷性佝偻病或骨软化（osteomalacia）。摄入含量少，血清碟水平增加，会引起代偿性甲状旁腺激素增多，出现骨吸收、尿磷酸盐排泄增加。在甲状腺激素作用下，肾小管磷的重吸收减少，钙的重吸收增加，使血钙水平趋于正常。

三、维生素与骨

维生素是一种低分子有机化合物，在物质代谢方面具有极为重要的作用，是机体内不可缺少的物质。维生素的种类很多，其理化性质各不相同，下面介绍几种与骨的代谢有关的维生素。

（一）维生素 A

有促进成骨细胞成骨的作用，缺乏维生素 A 时引起佝偻病。若维生素 A 过量可引起中毒现象，慢性中毒时出现食欲不振、烦躁、四肢肿痛及运动障碍等。

（二）维生素 C

可增加小肠对钙的吸收，并能促进骨骼钙化。维生素 C 缺乏时可见到特殊的骨变化，如骨骺和骨干分离、肋骨呈念珠状、骨皮质变薄等。长期缺乏维生素 C，开始出现关节强直，其后在长骨骨干处出现相当数量的骨膜下海绵状骨，并有典型的骨质疏松。

（三）维生素 D

是与骨代谢关系密切的维生素。维生素 D_2（钙化醇）和维生素 D_3（胆钙化醇）是体内两种主要的维生素 D，都具有较强的抗佝偻病的能力。维生素 D 存在于牛奶、谷物、人造黄油中。

维生素 D 以其生物学活性形式协助小肠吸收钙，缺乏时会使软骨钙化过程和骨样组织矿质化过程受阻，导致佝偻病和骨软化症。此外，维生素 D 对破骨细胞的吸收和钙质在骨内的代谢也很重要。

第四节　骨的钙化

骨的钙化是极为复杂而微妙的过程，主要是指在有机质内有秩序地沉积无机盐的过程，它涉及细胞内、外生物化学和生物物理学的过程，即产生凝结现象，使钙磷结合形成羟磷灰石 $[Ca_{10}(PO_4)_6(OH)_2]$，最初构成非晶体状磷酸钙盐，然后逐渐形成晶体形式。羟磷灰石结晶呈针状或板状。钙和磷酸盐离子在非晶体和晶体的磷酸钙盐中是平衡的，这种平衡要受局部 pH、降钙素、成骨细胞等因素的调节与控制。

骨的钙化，主要围绕着骨基质内发生钙化，而与骨基质极为相似的结缔组织中却不发生钙化。影响骨钙化的因素有：

（一）胶原

骨胶原含有丝氨酸和甘氨酸，大量的丝氨酸以磷酸丝氨酸盐的形式存在，在胶原基质的纤维上、纤维内与钙离子结合或与磷离子结合，形成羟磷灰石结晶。

（二）黏多糖类

黏多糖是大分子的蛋白多糖类物质，这种蛋白多糖复合物和钙化作用有关。软骨开始钙化时，蛋白多糖的浓度有所增加，当钙化进行时，则浓度明显下降。酸性蛋白多糖的游离阴离子可选择性结合钙离子，减少羟磷灰石结晶的形成，从而抑制钙化作用。当蛋白多糖被酶分解后，就解除了这种抑制作用。

（三）基质小泡

基质小泡内有高脂质并含有一些酶，如碱性磷酸酶、焦磷酸酶等。参与钙化作用的主要脂质成分是磷脂、丝氨酸和肌苷磷酸，基质小泡出现时，可增加磷酸钙的沉淀。磷酸丝氨酸在有磷存在时对钙具有强大的亲和力，使钙在小泡或膜上蓄积。基质小泡中所含的各种酶可通过下列途径促进软骨钙化：

（1）水解焦磷酸盐，减低其浓度

焦磷酸盐有抑制钙化的作用，被水解后就为钙盐结晶沉积创造了有利条件。

（2）增加局部正磷酸盐的浓度，从而促进钙化。

（3）参与输送钙与磷酸盐。

（4）水解腺苷三磷酸，为钙及磷酸盐的摄入提供能量。

第二章 骨和骨组织的生物力学

第一节 骨骼力学的概念

生物力学是研究人体活动的力和运动的一门科学，涉及工程学、医学、仿生学、体育等多种学科。在骨科领域中，应用生物力学的概念和原理解释人体正常和异常的解剖与生理现象，有助于骨科医生更好地理解和治疗肌肉骨骼系统的疾病。因此，骨骼力学已成为现代骨科医生必须具备的科学基础。

一、基本概念

人体运动器官的功能包括支撑与运动两个方面。人体骨骼是身体的坚强支柱，分为躯干骨、四肢骨和颅骨三大部分。成人的骨共有 206 块，就像一台机器共有 206 个构件，每个构件在人的日常生活、劳动和运动中都承受着足够的承载能力，它有三方面的要求。

（一）要求骨骼有足够的强度

抵抗破坏骨折的能力，如四肢骨在剧烈运动和强劳动时不应该发生骨折。

（二）要求骨骼有刚度

抵抗变形的能力，如脊柱在弯曲时不应该发生损伤或是侧凸。

（三）要求骨骼有足够的稳定性

保持平衡的能力，如长骨在压力作用下有被压弯的可能性，但在日常生活中始终保持原有直线平衡形状不变。

二、外力与内力

所谓力就是一个物体对另一个物体的作用，它可分为外力和内力。人体在日常生活与运动中都会对机体的每块骨产生复杂的力，如人体在长跑时受到的外力为体重、迎面风力及地面反作用力等。当外力使物体发生变形时，物体内部分子之间伴随着一种抵抗力即为内力，例如，我们用手拉弹簧，就一定感到弹簧也在拉我们的手，拉力越大，抵抗拉力也越大。因此，外力越大，内力也越大。

三、应力与应变

任何物体只要在外力作用下，就一定要发生变形，同时又在物体内部引起内力，内力是随着外力的加大而增大，它总是与外力维持平衡，从而才能使物体不发生破坏。

四、五种基本变形

骨骼在受到外力作用时都有不同程度的变形，一般骨骼受力时的变形形式分为拉伸、压缩、剪切、弯曲和扭转等五种基本变形。例如，运动员在进行吊环运动时上肢骨就受到拉伸作用；举重运动员挺举时四肢均受到压缩作用；弯腰时脊柱受到弯曲作用；体操运动员做转身动作时下肢骨受到扭转作用；车床剪切断肢体即为剪切作用等。但人体在受伤骨折时，往往是几种作用力的复合。例如，跌倒后桡骨远端骨折，既有剪切力又有压缩力等。

五、骨组织的力学特性

（一）各向异性

由于骨的结构为中间多孔介质的夹层结构材料，因而这种材料是各向异性体（不同方向的力学性质不同）。

（二）弹性和坚固性

骨组织大约有 25%～30% 是水，其余 70%～75% 是无机物和有机物，其中无机物（磷酸钙与碳酸钙）占 60%～70%，有机物（骨胶原）占 20%～40%。骨的有机成分组成网状结构，使骨具有弹性，骨的无机物填充在有机物的网状结构中，使骨具有坚固性，能承受各种形式的应力。研究表明，无机物使骨具有抗压能力，而有机物使骨具有抗张能力。

（三）抗压力强，抗张力差

骨对纵向压缩的抵抗最强，即在压力情况下不易损坏，在张力情况下易损坏，这和骨小梁的排列有关。

（四）耐冲击力和持续力差

载荷作用时，在骨中所引起的张力分布虽然一样，但效果不一样。两者相等时，冲击力在骨中所引起的变化较大，即骨对冲击力的抵抗比较小。另外，同其他材料相比，其持续性能、耐疲劳性能较差。

第二节　关节软骨生物力学

关节是人体中骨与骨可动连接的环节，是人体各部位活动杠杆的支点。关节的作用有：①保证人体的运动。②力的传递。③润滑作用。而关节软骨有其独特的力学性能，一般说来，它是一种各向异性的、非均匀的、具有黏弹性的、充满液体的可渗透物质。

（一）软骨的负荷变形

关节软骨在承受压力（负荷）时会发生变形，并随时间变化变形加快，1 小时后达到平衡。当压力消除后，原有的软骨厚度很快恢复。

（二）渗透性

组织间液在流经软骨基质时，其输送机制主要有两种。第一种是组织间液体借助于组织两边液体的正压力梯度经过多孔的可渗透基质输送，液体的输送与压力梯度成正比。第二种是靠软骨基质的变形来输送液体。Mow 通过实验证明，在增加压力发生变形时，健康软骨的渗透性大大降低。这样，关节软骨就阻止了所有的组织间液流出，这个生物力学调节系统与正常组织的营养需要、关节的润滑和承载能力、软骨组织的磨损程度有密切关系。

（三）张力特性

软骨承受的张力负荷与关节软骨面相平行时，其硬度和强度与胶原纤维平行于张力方向排列的范围有密切关系，因为胶原纤维是抗张力的主要成分。随着关节表面距离的增加，正常成人关节软骨的拉伸强度均降低，这使胶原蛋内密集的软骨表浅层对软骨组织起到一种坚韧耐磨、保护皮肤的作用。

（四）润滑作用

在工程学中有两种基本润滑类型，界面润滑和液膜润滑。在某些负荷条件下，关节内的滑液可作为关节软骨的界面润滑剂，而这种润滑能力与滑液的黏滞度无关。如果承力不重，且接触面的相对运动速度较高，关节可能采用第二种润滑机制——液膜润滑。

（三）磨损

磨损分两个部分，即承载面之间相互作用引起的界面磨损和接受体变形引起的疲劳性磨损。如果两承载面接触，可因粘连或磨损而产生界面磨损。即使承载面润滑作用好，由于反复变形，承载面可发生疲劳性磨损。疲劳性磨损之所以发生，是由于材料反复受压而产生微小的损伤累积所致。

（四）关节软骨退变生物力学

关节软骨的修复和再生能力有限，如果承受应力太大，很快会出现全面破坏。可能与下列因素有关：

（1）承受应力的幅度。

（2）承受应力峰值的总数。

（3）胶原蛋白多糖基质的内部分子和细微结构。

应力的过度集中可导致软骨的衰竭，如先天性髋臼发育不良、关节内骨折、半月板切除后等都可增加总负荷和应力集中。

第三节　关节力学

人体的各个关节是各种活动中杠杆的支点。根据其发育过程，可将关节分为不动关节（颅骨骨缝）、微动关节（耻骨联合）和可动关节；按其形状，可分为平面关节（腕骨间关节）、屈戌关节（肘关节）、滑车关节（寰枢关节）、椭圆关节（腕掌关节）、球窝关节（拇腕掌关节）等。对人体运动来讲，可动关节极为重要。

一、关节内的应力分布

通过关节的负荷是向量的总和，一般包括两个方面：

（1）体重加上该段肢体的加速和减速力。

（2）稳定关节和移动关节的肌力，肌力占通过关节合力的大部分。关节软骨是负重面，把承受的压力传递给下面的骨床。软骨下骨松质有两个作用：①负重面大时由于骨骼变形，关节获得最大的接触面，负重面积也增大。②骨松质的排列呈放射状，把大部分的应力又传递给骨干，因此软骨下骨对关节适应负重有重要作用。软骨下骨若失去顺应性，关节应力就增加，导致关节软骨的应力局部高度集中。

二、关节的稳定性

多数关节的稳定性依靠三种因素来维持，即骨骼、韧带和肌肉。关节在运动状态始终是不平衡、不稳定的，但人体总是在不平衡、不稳定中求得相对的平衡和相对的稳定。骨骼的因素对于这种稳定是明显的，而关节内与关节周围韧带使关节活动在一定方向上受到制约，保持关节活动在正常的生理范围以内。肌肉既是运动关节的动力，又是在运动中维持关节稳定的重要因素，其主要作用是通过抵抗、协同与抗重来完成的。

三、关节的力和力矩

关节的作用有两个：节段活动和力的传导。力可来自多方面，如髋关节借助吸力支持下肢重量，最基本的则是压力。正常站立时，体重施力于下肢各关节，而上肢的力却是负的。身体各种位置都不能借关节面自身组合来取得平衡，而需要韧带、肌肉或两者的力量。关节部肌肉仅具有小的杠杆臂，而有时却需要大的平衡力矩，故肌肉施加于关节的力可以是很大的。例如，髋关节在双足站立时，假如重心偏移，体重为 46.27kg 的人在力矩平衡下，关节力约为 122.47kgf（1kgf=9.8N），约为体重的 3 倍。

第四节　骨折力学

骨组织有两个区别于其他材料的显著特征，即随着关节失用或功能逐渐增加会发生骨密度的变化。骨组织还有自身愈合能力，其修复过程不是形成瘢痕，而是损伤组织的重建，这是复杂的生物学和力学过程互相作用的结果。

（一）骨折的力学原理

从生物学观点来看，骨折是由应力和功能分布不均匀所引起的。当骨骼遭受严重创伤时，骨受到很大应力，当应力超过骨的承受极限时，就会发生骨折。

（二）长骨内的张应力

骨折多发生在长骨，张应力是较压应力具有更大破坏性的应力。人体所有的活动（如站立、走路、携带、投掷以及撞击等）均会在长骨的凸侧产生显著的张应力。在平常的步态中，胫骨的后侧和股骨的外侧承受着最大的张应力。

（三）断裂力学和骨的断裂

人体在剧烈活动中常常会发生骨折，而断裂力学使损伤条件下发生的骨折得到合理解释。成骨密度断裂韧性的测试是目前骨的断裂力学研究的主要方面。骨密质在高应变速度时类似于脆性材料，而在低应变速度时却是一种坚韧材料，它的断裂率比许多普通材料高，但大大低于一些金属。断裂力学的理论和实践表明，材料的细小缺陷和空隙是微观裂纹的发源地，它们引起应力集中，在应变应力作用下形成骨折。

（四）疲劳骨折

骨承受反复负荷（如长时间的行军、锻炼）可发生微损伤，如果这种损伤不断积聚，超过机体的修复能力，就会产生疲劳骨折或应力性骨折。这种骨折常见于新兵长途行军，故又称为行军骨折。

第五节　内固定的生物力学

所有骨科手术都必须符合生物学和力学原则：①保存骨的血液供应。②维持骨的生理和力学环境。骨的力学环境是骨塑形的重要因素之一。现代弹性材料的固定符合生物力学原则，允许骨端存在一定量的力学刺激，有利于骨痂的形成，促进骨愈合。

（一）内固定器钢丝与张力带

骨在承受负荷时，在紧靠负荷侧为压力，另一侧为张力。而用骨折固定器的目的是保持骨折原有序列和对抗张应力。一切固定器均可考虑为对抗张力的带子，因而都把它置于张力侧。例如髌骨骨折，将髌骨骨折接触点的前方皮质的对应点用钢丝紧紧地捆在一起，可使骨折这一段保持扭矩平衡。拉力与髌骨面要有一小的弯曲角度，肌腱力矩为对侧骨块的反作用力所抵消，这个反作用力是压力，即由于钢丝固定才使肌腱拉力旋转，远侧骨块与近侧骨块接触。腱的拉力越大，骨折面通过的压力就越大。只要支点（前皮质）的接触由钢丝张力维持，这一切都可办到。常用张力带这个词的原因是肌力和反作用力各自都有方向相同的明显分力，能为钢丝内张力所抵消。

（二）内固定器——钢板

有实验表明，在骨愈合的早期阶段，牢固的内固定有利于骨折愈合过程；而晚期，这种坚硬的内固定板不利于正常的骨塑形，使骨塑形过程减慢。置于长骨张力侧最外层的多孔钢板，其作用与上述钢丝固定相似，钢板适应弯曲造成的压力通向骨折线，实质上钢板所受应力属于张力性质，而螺钉的作用是将骨和钢板固定成为一个整体，以便在钢板承受张力的同时螺钉受弯力作用。

（三）螺钉

张力带结构包括螺钉，螺钉可使骨折块压紧。平衡力与钢丝、钢板固定一样是固定器内的张力。螺钉本身产生这样的张力通常是利用小的扭矩转化为大的轴向力。螺钉一般被用在需要固定力大的部位，对于固定小的骨折片也特别有用。

第三章　骨科检查

第一节　骨科最常见临床症状

一、疼痛

疼痛是人体对机体内、外各种伤害性刺激所产生的一种生理反应，是一种复杂的主观感觉。

(一) 疼痛的意义

1. 保护作用

当人体受到伤害性刺激时，由于疼痛感觉而本能地引起迅速的防御反应，以防止进一步损害。

2. 疾病信号

由于这种信号促使人们就医而采取相应措施。

3. 协助诊断

疼痛是诊断多种疾病的依据，也常常是骨伤科病员就诊时的并发症或主要症状。

4. 避免进一步损伤

由于疼痛限制了机体活动，迫使病人休息，对疾病的康复有积极作用。

（二）疼痛的病因

1. 创伤

如骨折、关节脱位、软组织损伤等。

2. 炎症

如化脓性感染（骨髓炎、关节炎等）、气性坏疽、骨关节结核等。

3. 肿瘤

肿瘤组织呈膨胀性生长或肿瘤压迫周围组织时均产生疼痛，其特点是逐渐加重。

4. 缺血

如脉管炎、动脉栓塞、骨筋膜室综合征等。

5. 周围血管性疼痛

如雷诺病、红斑性肢痛症。

6. 骨质疏松

老年人骨质疏松可产生局部或全身性疼痛。

7. 畸形

如先天性髋关节脱位、马蹄足、足内翻或足外翻等，患处可有长期疼痛。

8. 骨关节退行性变

包括颈椎病、腰椎间盘突出及关节退变增生性炎症。

9. 软组织劳损

如腰肌劳损、髌下脂肪垫劳损等。

10. 自主神经反射性疼痛

如灼痛、幻肢痛、断肢痛等。

11. 其他

如肋间神经痛、痛风、风湿关节炎及骨生长痛等。

（三）疼痛学说

1. 闸门学说

认为疼痛的产生取决于刺激所兴奋的传入纤维的种类和中枢的功能结构特征。当细纤维的活动增强时可以打开闸门，对中枢持续发放冲动而致痛。而当粗纤维的活动相对较强时，闸门关闭，冲动传导受阻。

2. 特异学说

神经系统对伤害性刺激有特殊的感受器，即丘脑-皮质感觉区细胞，并通过其独自的传导途径传导。

3. 型式学说

Goldscheider 的型式学说认为，是非特异感受器受刺激后向中枢发放大量冲动，总输出量超过临界水平而产生疼痛。

（四）疼痛的分类

1. 按疼痛来源

分为牵涉痛、放射痛、反射痛、转移性痛和心理性痛。

2. 按发病机制

分为生理病理性痛与精神心理性痛。

3. 按病情

分为短暂性疼痛、急性疼痛与损伤疼痛。

4. 按疼痛性质

分为钝痛、酸痛、胀痛、闷痛、锐痛、刺痛、切割痛等。

5. 按疼痛时间

分为一过性痛、间断性痛、周期性痛、持续性痛等。

（五）疼痛评分法

疼痛定量评分法很多，简介两种：

1. 口述分级评分法

分四点与五点评分法。

（1）四点口述分级评分法

①无疼痛。②轻微疼痛。③中等度疼痛。④剧烈疼痛。每级为1分。

（2）五点口述分级评分法

①轻微疼痛。②引起不适感的疼痛。③具有窘迫感的疼痛。④严重疼痛。⑤剧烈疼痛。

2. 行为疼痛测定法

六点行为评分法：①无疼痛。②有疼痛，但容易忽视。③有疼痛，无法忽视，不干扰日常工作。④有疼痛，无法忽视，干扰注意力。⑤有疼痛，无法忽视，所有日常工作都受影响，但生活能基本自理。⑥剧烈疼痛，需休息和卧床休息。每级1分，从0分（无疼痛）到5分。

二、步态异常

步态即人体行走时的姿态，是人体结构、功能、行为及心理活动在行走时的外在表现。正常步态包括触地相与跨步相两个阶段，前者占步态周期约60%，后者占40%。当人体某部位产生病变时，可产生以下不同的异常步态。

（一）肢短步态

肢体短缩在3cm以内时，由于骨盆倾斜代偿而无跛行。肢体短缩在3cm以上时，患者常以患侧足尖着地或健肢屈膝行步。

（二）疼痛步态

当患肢负重疼痛时，步态急促不稳，患肢触地相缩短，而双足触地相延长。

（三）强直步态

由于创伤、炎症等原因导致下肢髋关节、膝关节、踝关节强直时，可产生各种不同的强直步态，如髋关节强直呈鞠躬步态或足尖步态，膝关节强直多呈足尖步态或划弧步态，踝关节强直多呈鞠躬型跛行。

（四）摇摆步态

多见于先天性髋关节脱位与臀中肌瘫痪者。若发生在双侧，行走时躯干交替向左右倾斜，又称鸭步。

（五）剪刀步态

多见于脑瘫患者，步行时一侧肢体总是插至对侧肢体前方，前后交叉移动。

（六）压腿步态

多见于脊髓灰质炎后股四头肌麻痹患者，患者以手掌按压患膝上方才能行走。

（七）跟行步态

多见于胫神经麻痹患者，足不能跖屈。

（八）跨阈步态

多见于腓总神经麻痹患者。由于足下垂，行走时必须高抬患肢才能跨步，以免跌倒。

（九）外八字步态

多见于臀肌挛缩患者，行走时双下肢呈外旋外展位行走。

（十）痉挛性步态

各种脑部、椎体束、脊柱及脊髓病变导致的偏瘫、截瘫、脑瘫等都可产生痉挛性步态。偏瘫多呈划圈步态（割草步态），严重者呈跳跃步态。截瘫呈特有的摇摆步态（公鸡步态）。

第二节　骨科物理检查

骨科病人均需结合病史、临床症状、体征、物理检查等得出初步概念或诊断，再申请特殊检查，而物理检查是诊断骨关节病的基础。要做好物理检查，先要熟悉各骨、关节及其周围软组织的解剖生理力学关系和临床表现。

一、询问病史

（一）一般资料

一般资料包括姓名、性别、年龄、籍贯、职业、地址等。

（二）主诉

主诉有三要素，即症状、部位、经过时间。症状可分为畸形、运动功能障碍及疼痛三类。

（三）现病史

1. 病因分析

（1）应详细询问疾病的发生、发展及处理经过。如系损伤，应了解暴力的大小、方向及作用部位，有无伤口，出血多少，有无神志、呼吸改变。

（2）起病时有无全身症状，如畏寒、发热、不适、消瘦等。

2. 症状分析

骨科临床上常见的症状是疼痛，应详细了解：

（1）疼痛发生时的情况、发病前有无诱因（如外伤、扭伤等）、是否伴其他症状。

（2）疼痛的部位：是一处疼痛还是全身多处疼痛。

（3）疼痛的性质：针刺痛、放射痛或游走痛。

（4）疼痛发生的时间：白天或夜间。

（5）影响疼痛的因素：与季节、气候有无关系。

如有畸形，应了解畸形的性质、发展、与损伤或疾病的关系，以及引起畸形的病变过程。

如有神经症状，应了解：①神经症状出现的形式，即松弛性或痉挛性。②有无知觉紊乱，有无感觉异常、迟钝、过敏、消失。③有无肌萎缩、无力，括约肌功能有无变化。④了解病残程度。⑤排尿、排便功能。

（四）既往史

既往史包括手术史，有无化脓感染、结核、肿瘤等病史。

（五）个人史

个人史包括个人经历、职业、工种、饮食习惯、特别嗜好（如酗酒）等。

（六）家族史

对结核、肿瘤、畸形、血友病等患者，应询问家庭人员中有无类似疾患。

二、物理检查

（一）全身检查

主要检查形态、姿势、疼痛及运动功能。除检查一般发育、营养状态外，还应注意神志、面色、脉搏及瞳孔情况，其次应注意胸腹部情况、血尿、排尿障碍、排尿排便失禁、肢体运动、感觉及血运情况，注意内脏是否合并损伤。

（二）局部检查

1. 望诊

观察皮肤色泽、肿胀情况、浅静脉、瘢痕、伤口或溃疡及分泌物性质，有无肌肉萎缩，患肢的姿势、畸形、步态与活动等。

2. 触诊

主要触试皮肤温度、湿度、弹性、压痛点（区）、包块、异常活动、摩擦音（感）、皮下捻发音、周围动脉搏动、毛细血管充盈、肌肉张力等。

对于肿块，要通过触诊检查：①大小。②硬度与波动。③表面光滑度。④活动度。⑤深度。⑥与骨关节的关系。⑦皮肤温度。⑧全身淋巴结及相关淋巴结的肿大等。

3. 动诊

包括有关肌肉收缩和关节活动等检查，须与健肢对比。肌肉收缩包括静态和动态两种。静态检查时，关节不动，可摸到和看到肌肉的收缩。动态检查时，肌肉收缩作用于关节，使其活动，从关节的抗伸、抗屈力以及步态去检查肌肉收缩情况。

关节活动检查包括主动活动和被动活动检查。关节活动障碍的原因有：①骨和关节的疾患。②肌腱、韧带等疾患。③神经疾患。④皮肤瘢痕挛缩等。

关节主动活动和被动活动障碍的关系如下：①被动活动正常、主动活动不能者，说明神经麻痹或肌腱断裂。②主动和被动活动均不能者，说明关节强直和僵硬、关节内外骨阻滞、肌肉挛缩、皮肤瘢痕挛缩等。

（三）量诊

1. 肢体长度测量法

主要为尺测法（用皮尺，禁用钢尺）。用作测量的骨性标志，上肢有肩峰、肱骨外上髁和桡骨茎突，下肢有髂前上棘、股内收肌结节和胫骨内踝。

2. 肢体周径测量法

需测双侧同一平面周径，记录两者之差（如大腿常于髌骨上缘 10cm 处测量）。

3. 关节活动范围测量法

以关节中立位为 0°，测其伸、屈、收、展等角度。数值在 0°（伸）~80°（屈）或外展 80°~90°。对脊柱的活动可记录如下（上、下数字代表屈伸，两旁代表左、右侧偏屈）。

4. 肌力测量法

嘱病人主动收缩指定的肌肉或肌组，放松其对抗肌，测量其对抗力和不同阻力的能力。

肌力共分6级：0级为完全瘫痪，5级为正常。

0级——肌肉完全无收缩。

1级——肌肉稍有收缩，但关节无活动。

2级——肌肉收缩可使关节活动，但不能对抗引力。

3级——肌肉收缩可对抗引力，但不能对抗阻力。

4级——肌肉收缩可对抗引力和轻微阻力。

5级——有对抗强阻力的肌肉收缩。

5. 感觉消失区测定法

病人静卧床上，闭眼。两侧对比，用针尖等先检查感觉减退区，并向正常区或敏感区检测。应注意感觉障碍的性质、程度和范围，应特别注意其痛觉、温觉、触觉、位置觉等情况。

6. 腱反射检查

肌肉放松后检查。

7. 自主神经检查

皮肤干燥或多汗、竖毛反射消失、血管运动和营养障碍等均为交感神经功能障碍的表现。

三、肩关节检查

肩关节检查应包括胸锁关节、肩锁关节、盂肱关节及肩胛骨与胸臂连接等四个部分。

（一）望诊

肩部正常外形为圆弧形。肩关节脱位后呈直角形，称"方肩"。副神经损伤致前锯肌瘫痪，向前伸上肢推墙时，肩胛内缘向后突起，出现"翼状肩胛"。

（二）触诊

1. 压痛点

肱骨大结节部位压痛常提示冈上肌劳损或撕裂，肱骨结节间压痛常提示肱二头肌腱鞘炎，关节后方间隙压痛提示骨关节炎。

2. 肩三角

喙突尖在锁骨下方、肱骨头内侧，它与肩峰尖和肱骨大结节形成肩三角。正常时两侧对称，如有异常则提示有骨折或脱位。

3. 感觉异常

三角肌止点上方出现一圆形区域皮肤感觉减退、消失，常提示腋神经受损。

（三）动诊及量诊

检查时站在病人背后，先将其肩胛骨下角固定，再做肩的主动和被动活动。

肩的中立位（0°）是上肢下垂、肘窝向前。盂肱关节活动范围：90°（外展）～45°（内收）、135°（前屈）～45°（后伸）、135°（内旋）～45°（外旋）。肩关节外展超过90°称为上举，需有肱骨外旋和肩胛骨活动的配合。肩关节脱位时，杜加斯征阳性（见骨科特殊检查）。

上肢总长度为肩峰至桡骨茎突尖端（或中指指尖）之间的距离。上臂为肩峰至肱骨外上髁（或鹰嘴突）之间的距离。

四、肘关节

（一）望诊

正常肘关节的提携角为5°～15°，肘部骨折或疾病时此角可减小或增大，小于5°称肘内翻，大于15°称肘外翻。

（二）触诊

肱骨外上髁压痛，示肱骨外上髁炎。

桡骨小头触诊法：受检查者屈肘90°，检查者将一手的中指置于肱骨外上髁，食指并列于中指远侧，另一手旋转前臂，食指下可感到桡骨小头在旋转。

（三）动诊

肘关节以完全伸直为中立位（0°），其活动范围为0°（伸）～150°（屈），无外展、内收动作。

（四）量诊

正常肘关节伸直时，肱骨内、外上髁与尺骨鹰嘴在一直线上。屈肘90°时，此三点成等腰三角形，称肘后三角。肱骨髁上骨折时三点关系无改变，肘关节脱位、内上髁骨折和外上髁骨折时，此三角即不成等腰三角形。

五、前臂

前臂旋转活动可用如下方法测量：两侧上臂紧贴胸侧，屈肘 90°，两手各握一筷，拇侧为中立位（0°），前臂向外旋转称旋后，向内旋转称旋前。正常旋转范围为旋前约 80°，旋后约 90°。

六、腕关节

（一）望诊

鼻烟窝是腕部拇长伸肌、拇长展肌与拇短伸肌肌腱之间的一个三角形凹陷。它的深部为腕舟骨，骨折时，此窝肿胀。月骨脱位时，腕背侧或掌侧肿胀，握拳时第三掌骨头向近侧回缩。

（二）触诊

桡骨近端骨折（Colles 骨折）时，桡骨茎突与尺骨茎突的解剖关系发生改变。桡骨茎突狭窄性腱鞘炎时，可触及一豌豆大小的结节。

（三）动诊及量诊

腕关节中立位（0°）是手伸直与前臂成一直线，无背伸或掌屈。活动范围为背伸 35°~60°，掌屈 50°~60°，桡侧偏屈 25°~30°，尺侧偏屈 30°~40°。

七、手

手部畸形较多。

注意肿胀情况：手指关节背侧肿胀多为腱鞘炎或伸指肌腱损伤，全身关节肿胀多为类风湿关节炎，指骨梭形肿胀多见于结核或内生软骨瘤。

（一）触诊

骨折错位、畸形都可以用触诊检查。掌指关节掌侧压痛多为指屈肌肌腱狭窄性腱鞘炎，有时可触及硬结并压痛。

（二）动诊及量诊

手指各关节完全伸直为中立位（0°），拇指屈曲 20°～50°，外展 40°；掌指关节屈曲 90°，过伸 30°；近侧指间关节屈曲 120°；远侧指间关节屈曲 60°～80°。

判断手部肌腱断裂的部位：

（1）指伸肌腱在手背部断裂时，掌指关节不能完全主动伸直。近侧指间关节断裂，指间关节不能主动伸直。末节指骨的肌止处撕脱时，远侧指间关节不能主动伸直，呈锤状指。

（2）指屈肌腱在掌部断裂时，该指在休息位的屈度很小或完全伸直。指深、浅屈肌腱断裂的鉴别法：以中指为例，先将食指、环指和小指固定于伸直位，嘱病人屈曲中指。正常时该指近侧指间关节可屈曲；如果指浅屈肌腱已断裂，则不能屈曲。将手指的近侧指间关节固定于伸直位，嘱病人屈曲远侧指间关节。正常时手指可主动屈曲，如果指深屈肌腱已断裂，则不能屈曲。

八、髋关节

（一）望诊

观察步态（有无跛行、摇摆、鸭步）、畸形（屈曲、短缩、内收、外展及旋转畸形）以及有无瘢痕、瘘管。

（二）触诊

有无压痛，内收肌有无痉挛，有无包块。如有脊柱、髋关节或大粗隆结核，常可在髂窝部、髋关节周围触及寒性包块。注意包块大小、范围、压痛，表面有无红热等。若在大粗隆部触及肌腱弹跳，为弹响髋所致。

（三）动诊

髋、膝伸直，髌骨向上，即为髋的中立位（0°）。髋的正常活动范围：屈曲

150°，过伸 10°～15°，内收 20°～30°，外展 30°～45°，内旋 40°～50°，外旋 30°～45°。常用的检查方法有滚动试验、"4"字试验、Thomas 征等（见骨科特殊检查）。

（四）量诊

常用的测定股骨大转子向上移位的方法：

（1）Shoemaker 线：大转子尖端和髂前上棘连线向腹壁延伸，正常时该线在脐或脐以上与中线相交，大转子上移时则在胳以下与中线相交。

（2）Nelaton 线：病人侧卧，髋半屈，在髂前上棘和坐骨结节之间画一条连线。正常时，此线通过大转子顶端。

（3）Bryant 三角：病人仰卧，沿髂前上棘作一垂直线，再通过大转子尖端画一水平线，即成一三角形。测其底线，与健侧对比，大转子上移时，此底线较健侧为短。

九、膝关节

（一）望诊

观察有无肿胀、股四头肌萎缩、膝内翻、膝外翻、过屈曲和反屈畸形等。

（二）触诊

有无压痛、骨摩擦感、浮髌征，皮温是否正常，有无包块。

（三）动诊

膝伸直为中立位（0°），它的正常活动范围为：0°（伸）～135°（屈），过伸 10°左右。屈膝 90°时，可内旋 10°、外旋 20°。

十、踝部和足

（一）望诊

足常见畸形有扁平足、内翻足、外翻足、马蹄足、马蹄内翻足、马蹄外翻足、跟足、高弓足、多趾、外翻、锤状趾等，应注意跛行、肿块及异常骨性突起等。

（二）触诊

检查压痛点和足背动脉搏动情况。跖骨头压痛为跖痛症，足跟压痛为跟痛症，多为骨刺或跖筋膜炎等。

（三）动诊

踝关节中立位（0°），使足的外缘和小腿垂直，它的活动范围为：背伸 20°~30°，跖屈 30°~40°。

十一、脊柱检查

（一）望诊

观察生理弯曲，脊柱有无侧凸、后凸及椎旁肌有无痉挛等，两肩、两髂嵴是否在水平面上。观察躯干背部有无异常咖啡样色素沉着，腰骶部有无瘢痕、包块、瘘管。

（二）触诊

1. 压痛点

压痛点多为病变所在处。

（1）棘突压痛：见于棘上韧带损伤、棘突骨折。

（2）棘间压痛：棘间韧带劳损。

（3）L₃横突压痛：见于L₃横突过长，为第3腰椎横突综合征。

（4）骶棘肌压痛：注意压痛部位，有无肌痉挛。

（5）棘突旁压痛：下腰椎棘突旁深压痛，并可出现向患肢放射痛，多为腰椎间盘突出。

2. 肿块

如有肿块，应注意它的部位、大小、边缘、质地、压痛等。脊柱结核并发寒性脓肿可见于腰三角区、髂窝、股骨粗隆或大腿内侧，甚至可流向腘窝。

（三）叩诊

用拳叩头顶，若颈部疼痛，提示颈部有病变。棘突或小关节部位叩击可引起深部疼痛、放射痛，可见于颈、腰椎间盘突出。

（四）动诊及量诊

脊柱的中立位（0°）是身体直立，头向前看。颈段的活动范围是前屈、后伸均为35°，左、右侧屈为30°，左、右旋转各60°~80°。腰段的活动范围是前屈45°，后伸20°，左、右侧屈为30°。弯腰动作包括屈腰和屈髋两个动作，因此在测定腰段的活动度时，须用两手固定骨盆。对幼儿测验脊柱活动时，可让其俯卧，检查者抓住患儿的两踝，提起两脚。正常情况下，腰段前凸加大。如脊柱有病，则两侧骶棘肌有痉挛，腰段无活动。对稍大儿童，可做拾物试验：在地上放一玩具，嘱患儿去拾。如骶棘肌有痉挛，患儿不是弯腰去拾，而是屈髋、屈膝、直背，小心翼翼地一手撑在膝上作为支持，蹲下去捡。

十二、周围神经检查

（一）感觉

1. 触觉

被检查者闭目，以棉花轻轻触其皮肤，观察触觉有无异常、减退、消失。

2. 痛觉

以针刺测定皮肤，观察痛觉有无减退、消失或过敏。

3. 温冷觉

以 45℃ 温水和冷水管分别贴在病人皮肤上，测其温冷觉有无变化。

4. 位置觉

被检查者闭目，检查者将患者的末节指（趾）间关节被动背屈或掌（跖）屈，并询问其所在位置。

5. 震动觉

将震动的音叉放在骨隆突部位，询问有无震感。

6. 实体觉

闭目，以手触摸物体，分辨物体大小、方圆。

7. 两点分辨觉

用张开脚之圆规刺皮肤，分辨一点或两点。

（二）运动

1. 肌容积

注意肌肉有无萎缩、肥大，测其周径，并与对侧对比。

2. 肌力测定

进行肌力测定。

3. 肌张力测定

肌张力增高时，肌肉紧张，被动活动关节有阻力，见于上运动神经元病损；而下运动神经元病损时，肌张力减退，肌肉松弛，肌力减退或消失。

（三）反射

1. 浅反射

浅反射消失表明体表感受器至中枢的反射弧中断。常见的浅反射有：

（1）腹壁反射：患者仰卧，放松腹部肌肉，以钝器分别在其腹壁两侧上、中、下部划动，观察是否引起该肌收缩。上腹壁反射为 $T_7 \sim T_9$，中腹壁反射为 $T_9 \sim T_{11}$，下腹壁反射为 $T_{11} \sim L_1$。

（2）提睾反射（$L_1 \sim L_2$）：以钝器划大腿内侧皮肤，可引起提睾肌收缩，睾丸上提。

（3）肛门反射（S_5）：以钝器划肛门周围皮肤，引起肛门外括约肌收缩。

2. 深反射

（1）肱二头肌反射（C_6）：患者前臂置于旋前半屈位，检查者将拇指放在其肱二头肌肌腱部，以叩诊锤叩击拇指，可引起肘关节屈曲运动。

（2）肱三头肌反射（C_7）：前臂置于旋前半屈位，检查者将手托住前臂，轻轻叩击肱三头肌肌腱，可引起伸肘运动。

（3）桡骨膜反射（$C_5 \sim C_6$）：屈肘，前臂旋前位，用叩诊锤叩击桡骨茎突，可引起前臂的屈曲和旋后动作。

（4）尺骨膜反射（$C_8 \sim T_1$）：屈肘，前臂旋前位，用叩诊锤叩击尺骨茎突，可引起前臂旋前。

（5）膝反射（$L_2 \sim L_3$）：平卧，双膝半屈位，检查者以手托住腘窝，嘱患者肌肉放松，叩诊锤叩击髌韧带，可引起伸膝动作。

（6）跟腱反射（S_1）：仰卧，膝半屈，小腿外旋位，检查者握住患者前半足，使踝轻度背屈，轻叩跟腱，可引起踝跖屈。

3. 病理反射

（1）Hoffmann 征：患者轻度背伸腕关节，检查者一手握住患者手掌，另一手以食指、中指夹住患者之中指，并用拇指轻轻弹拨患者中指指甲，可同时引起拇指及其他三指屈曲动作为阳性。

（2）Babinski 征：以钝器划足掌外侧缘，引起足趾伸直背屈、其他四趾呈扇形分开为阳性。

（3）Oppenheim 征：以拇指、食指沿患者胫骨两侧前缘自上向下推压，可出现与 Babinski 征相同体征为阳性。

（4）踝阵挛：屈膝 90°位，检查者一手托住腘窝，另一手握足，用力使踝关节突然背屈，然后放松，可出现踝关节连续不断交替伸屈运动为阳性。

（5）髌阵挛：仰卧，伸膝位，检查者一手的拇、示两指抵住髌骨上缘，用力向远端急促推挤，然后放松，可引起髌骨连续交替上下移动则为阳性。

十三、自主性神经功能检查

（一）皮肤、毛发、指甲营养状态

神经损伤后，肌肉萎缩，指端变细，早期末梢血管扩张，皮温升高，2 周后血管逐渐收缩，皮温下降，自觉怕冷，皮肤干滑，指纹模糊，指甲退化变形。

（二）皮肤划纹征

1. 白色划纹征

用钝器轻而快地划过皮肤，数秒钟后，划过之处出现白色划纹，持续 1～5 分钟。这是由于交感神经兴奋性增高，血管收缩所致。

2. 红色划纹征

用钝器慢而重压地划过皮肤，划后数秒钟出现红色划纹，持续 8～30 分钟，一般为正常现象。红纹甚宽，持续较久时，才有相对意义，这是由于副交感神经兴奋性增高，血管扩张之故。

（三）排尿障碍

排尿障碍见于脊髓横断性损伤，可通过膀胱测压了解排尿功能、膀胱残余尿量。

十四、桡神经

在肘部，桡神经分成两根终支，一为桡神经浅支，一为桡神经深支（骨间背侧神经）。

（一）肘部以下损伤

1. 单纯浅支损伤

表现为拇指背侧以及手背的桡侧感觉障碍。

2. 单纯的深支损害

可发生在肘部分支以下，拇指的掌指和指间关节以及其他四指的掌指关节失去主动伸直能力，拇指不能外展，但无垂腕。

（二）肱骨中 1/3 处损伤

除上述体征外，尚有肱三头肌瘫痪，并有上臂和前臂背侧感觉障碍。

十五、正中神经

损害易发生在肘部和腕部，共同的体征是不能用拇指和食指去检一根细针。

（一）新鲜损害

1. 腕部损害

测验拇短展肌的功能最为可靠。拇短展肌的触笔检查：病手平放桌上，手掌朝天，嘱病人将拇指伸开，尽量向桌面靠拢。检查者手持钢笔或铅笔，置于病人拇指上空。嘱病人用拇指边缘接触钢笔或铅笔。正中神经有损害者不能做此动作。感觉障碍区为掌心、鱼际、桡侧三个半指的掌面及其中节和远节背面的皮肤，尤以拇指、食指和中指的远节最为显著。

2. 肘窝及其以上的损害

除上述体征外，尚有拇指、食指、中指三指的屈肌和桡侧腕屈肌以及前臂旋前肌的瘫痪。因一些肌肉有双重神经支配，可做 Ochsner 握手测验：嘱病人将两手手指放开，相互穿插合抱，正中神经有损害者所有手指都能屈曲，只有病侧食指不能屈曲。

（二）陈旧损害

1. 腕部损害

大鱼际明显萎缩。

2. 肘部损害

在手的休息位中，所有手指都有轻度屈曲，但病侧食指完全伸直、指萎缩、指甲弯曲，拇指与其他手指的掌面面向同一个方向，犹如猿手。

十六、尺神经

（一）新鲜损害

1. 腕部损害

感觉障碍区为掌面尺侧一个半指及相应手掌的皮肤和背面两个半指及相应手背皮肤。有特有的尺神经爪形手的表现：小指与环指掌指关节过伸，而指间关节屈曲，拇内收肌瘫痪。可用 Froment 征测验：嘱病人用两手拇指的掌面和食指的边缘同时夹住一张折叠的报纸，如病人只能屈曲拇指的指间关节与食指边缘将纸夹住，而不能在指间关节伸直的情况下完成此动作，提示拇内收肌瘫痪。

2. 肘部损害

测验尺侧腕屈肌。病人将手与前臂平置桌上，手掌朝天，尽可能伸直手指。嘱病人将腕关节屈曲和尺偏。如尺侧腕屈肌仍有作用，可在腕上部摸到和看到此肌的收缩动作。尺神经麻痹者，此肌肉不收缩。

（二）陈旧损害

除上述体征外，尚有：①小指和环指消瘦，指间关节屈而不伸，掌指关节过伸，也呈尺神经爪形手。②有明显的骨间肌和拇内收肌萎缩。

十七、腓总神经

损伤后，足呈马蹄内翻畸形，不能主动背屈、外翻，小腿外侧和足背皮肤感觉消失。

十八、胫神经

损伤后，足呈仰趾畸形，不能主动跖屈踝关节，足底皮肤感觉消失。

十九、坐骨神经

在骨盆下口处断裂，则膝关节的屈肌，小腿和足部肌肉均瘫痪，大腿后侧、小腿后侧及外侧以及足部全部感觉消失，足部出现神经营养性改变。膝部和小腿部损伤，则分别表现出胫神经和腓总神经受损的表现。

第三节　骨科特殊检查

一、肩关节脱位

（一）杜加斯（Dugas）征

又称肩内收试验。让病人屈曲患肢肘关节，然后用患肢的手去扪对侧肩部，若肘关节能贴近胸壁即为正常，否则为阳性，说明有肩关节脱位。Dugas 征阳性可有三种情况：①当手搭对侧肩部时，肘关节不能靠近胸壁。②当肘关节靠近胸壁时，手不能搭在对侧肩部。③手搭肩和肘靠胸均不可能。

（二）卡拉韦（Callaway）试验

用卷尺从肩峰绕过腋窝测其周径。肩关节脱位时，肱骨头向前下方移位，因而与肩胛骨重叠，其前后径增宽，故周径增大。

（三）汉密尔顿（Hamilton）征

又称直尺试验。用一根直尺置于上臂外侧，先靠近肱骨外上髁部，后靠近上臂皮肤。若上端贴于大结节，即为正常（阴性）；若不能靠近大结节反而靠近肩峰，即为阳性，说明肱骨头向前内脱位或肩胛骨颈部骨折，因为正常者肱骨大结节在肩峰与肱骨外上髁连线之外。

（四）肱骨长轴延长线试验

沿肱骨长轴作一直线，肩关节脱位时，该线可通过患侧的眼睛。

（五）布赖恩特（Bryant）征

肩关节脱位时，腋皱襞下降。

（六）肩三角试验

肩峰、喙突、大结节三点组成三角形。脱位时，大结节位置变动，故所在三角与对侧不同。

二、肩锁关节脱位

（一）耸肩试验

见肩胛骨颈部骨折之耸肩试验。

（二）肩关节外展试验

见肩胛骨颈部骨折之肩关节外展试验。

三、肩峰骨折及肱骨骨折

见肩胛骨颈部骨折之肩关节外展试验。

四、肩胛骨颈部骨折

（一）汉密尔顿征

见肩关节脱位之汉密尔顿征。

（二）耸肩试验

患者坐正，两臂自然下垂于身旁。检查者站于患者背后，双手分别按在其双肩上，然后让患者耸肩，对比两侧耸肩的力量有无差别。耸肩无力可见于锁骨骨折、肩锁关节脱位以及副神经损伤引起的斜方肌麻痹。

（三）肩关节外展试验

病人取站立位，检查者站于前侧方，双手分别按在其双肩上，触诊肩胛骨的代偿活动。然后，患者从中立位开始外展运动直至上举过头，并及时说明外展过程中肩痛何时开始、何时停止。检查者注意其疼痛时的外展角度。

外展时肩部疼痛的临床意义：①患者刚开始外展即有疼痛，可见于肱骨骨折、肩胛骨颈部骨折、锁骨骨折、肩关节脱位、肩关节炎等。②开始外展时不痛，但外展越接近90°位越痛，可能为肩关节粘连。③外展过程中有疼痛，但到上举时疼痛反而减轻或不痛，可能为三角肌下滑囊炎或肩峰下滑囊炎。④病人能主动外展，但无力继续上举，可能为斜方肌瘫痪或上臂丛麻痹。⑤从外展到上举的中间一段（60°~120°）出现疼痛，常称"痛弧"，小于或大于此范围反而不痛。冈上肌完全断裂，主动外展的幅度小于40°。如检查者扶其上臂被动外展至40°以上，则患者又可自己继续完成主动外展动作。⑥被动外展运动，如超过90°时肩峰处有疼痛，则可能有肩峰骨折。

五、肱二头肌长头腱腱鞘炎

（一）亚加森（Yargastm）征

又称肱二头肌长头紧张试验。嘱患者屈曲肘关节，前臂旋后，或让病人抗阻力地屈肘及前臂旋后，肱二头肌肌腱结节间沟处疼痛为阳性，说明有肱二头肌长头腱腱鞘炎。

（二）梳头试验

梳头的动作为肩关节前屈、外展和外旋的综合动作。若做此动作时出现疼痛和运动受限，或不能运动，说明肩关节有疾患，如冻结肩的早期、肱二头肌长头腱腱鞘炎、韧带撕裂、关节囊粘连、三角肌下滑囊炎、上臂丛神经麻痹、腋神经麻痹等。

六、肩峰下滑囊炎、三角肌下滑囊炎、肩关节炎、肩关节粘连

(一) 肩关节外展试验

见肩胛骨颈部骨折。

(二) 梳头试验

见肱二头肌长头腱腱鞘炎。

七、斜方肌瘫痪

(一) 肩关节外展试验

见肩胛骨颈部骨折。

(二) 耸肩试验

见肩胛骨颈部骨折。

(三) 肩外展摆动试验

患者取坐位, 患肩外展, 患肢抬高至 90°位, 检查者扶持患肢做前后摆动, 有肩部疼痛为阳性。

(四) 反弓抗阻试验

患者坐位, 患肢上举过顶, 同时检查者拉住患手, 嘱其用力, 从后向前用力做投掷动作, 如有疼痛, 为阳性。

(五) 顶压研磨试验

患者仰卧, 患肩外展 60°, 屈肘 90°, 检查者站于患侧, 以腹部顶住患肘,

两手扶持患肢，用力将患肢向肩部顶压，同时双手摇动患肢做研磨动作，如果疼痛，则为阳性。

（六）道巴恩（Dawbam）征

患急性肩峰下滑囊炎时，患肢上臂贴在胸壁侧面，肩峰前缘下方可有触痛，如上臂外展，滑囊移于肩峰下，触痛消失，即为阳性。

（七）臂坠落征

在冈上肌损伤时，30°~90°范围的外展运动失去控制，因而使患臂被动外展60°~90°，除去支持，患肢立即坠落，并出现疼痛，即为阳性。

八、锁骨下动脉受压

肩关节外展外旋试验：坐位，肩外展 90°、外旋 90° 时，桡动脉搏动停止（或减弱）为阳性，表示锁骨下动脉受压。

九、喙突撞击综合征

喙突撞击试验：肩关节在不同角度水平内收位，向前屈曲和内收时出现疼痛并伴有咔嗒声为阳性。

十、肘关节脱位、桡骨小头半脱位及尺骨鹰嘴骨折

（一）肘三角与肘直线

又称休特（Huter）三角与休特（Huter）直线。正常人肘关节屈曲 90° 时，肱骨内上髁、外上髁与尺骨鹰嘴突三点形成一个等腰三角形，称为肘三角。当肘关节伸直时，三点在一条直线上，称为肘直线。肘关节脱位时，三角形状改变，伸直时三点不在一条直线上。

（二）伸肘试验

患者取坐位或站立，手掌放在头顶上，然后主动伸肘，若不能主动伸肘，可能为肘关节后脱位、鹰嘴骨折、桡骨小头半脱位等。若患者不能主动伸肘或伸肘时臂丛处出现疼痛，称拜克伯（Bikbles）征阳性，可能为臂丛神经炎或脑膜炎，原因是伸肘对臂丛神经有明显的牵拉作用。

十一、肱骨髁上骨折

髁干角：又称 B.O. 马普克髁上线。正常的肱骨长轴与内、外上髁连线成直角，当有髁上骨折移位或先天性畸形时，此髁干角改变，呈锐角或钝角。

十二、桡骨小头骨折

肘伸直外翻挤压试验：如有疼痛为阳性，见于桡骨小头骨折。

十三、肱骨外上髁炎

（一）米尔斯（Mills）征

嘱患者将肘伸直，腕部屈曲，同时将前臂旋前，如果肱骨外上髁部感到疼痛即为阳性，对诊断肱骨外上髁炎（网球肘）有意义。

（二）伸肌紧张试验

又称柯曾（Cozen）试验。让患者屈腕、屈指，检查者将手压于各指的背侧做对抗，再嘱患者抗阻力伸指及伸腕关节，如出现肱骨外上髁疼痛即为阳性，多见于网球肘。

十四、肱骨内上髁炎

屈肌紧张试验：让患者握住检查者的手指（食指至小指），强力伸腕握拳，检查者手指与患者握力对抗，如患者出现内上髁部疼痛即为阳性，多见于肱骨内上髁炎。

十五、Colles 骨折

直尺试验：正常时，置一直尺于小指及肱骨外髁，此尺不接触尺骨茎突，当Colles 骨折时，尺骨茎突与尺接触。

十六、桡骨下端骨折、尺骨茎突骨折

（一）腕三角软骨挤压试验

见腕三角软骨损伤。

（二）洛日耶（Laugier）征

桡骨茎突尖端长于尺骨茎突尖端 1.0~1.5 cm 为正常解剖关系，若桡骨下端骨折移位，两者尖端可在同一水平线上甚至相反，这种现象称为洛日耶征。

十七、腕三角软骨损伤

腕三角软骨挤压试验：检查者一手握住患者前臂下端，另一手握紧患手，使腕关节掌屈和尺偏，然后将患手向 R 骨小头方向不断顶撞在腕尺侧引起疼痛为阳性，应考虑二角软骨的损伤、尺骨茎突骨折。

十八、腕管综合征

（一）屈腕试验

将腕掌屈，同时压迫正中神经 1~2 分钟。若手掌侧麻木感加重、疼痛加剧并放射至食指、中指，即为试验阳性，提示有腕管综合征。

（二）叩触诊试验

又称蒂内尔（Tind）征。轻叩或压迫腕部掌侧的腕横韧带近侧缘中点，若出现患侧手指刺激及麻木、异常感觉加剧，即为试验阳性，提示有腕管综合征。

（三）举手试验

患者仰卧，将患肢伸直高举，若出现上述两项表现，即为试验阳性，提示有腕管综合征。

（四）压脉带试验

与测量血压的方法相似，仅需将袖带压力升至收缩压以上。若出现上述表现，即为试验阳性，提示有腕管综合征。

（五）中指试验

嘱患者肘、腕及指间关节伸直，掌心向下。令其中指的掌指关节做背伸活动，检查者施以阻力。若在肘屈纹以下两横指处（即桡侧腕短伸肌的内侧缘处）有疼痛，即为阳性，提示为腕管综合征。

十九、（腕）类风湿关节炎

手镯试验：以手握尺、桡骨下端时引起疼痛为阳性，见于类风湿关节炎。

二十、月骨无菌性坏死

芬斯蒂夫（Finstever）征：当月骨无菌性坏死时，第 3 掌骨头在紧握拳时不隆突。

二十一、桡骨茎突部狭窄性腱鞘炎

芬克尔斯坦（Finkelstein）征；又称握拳试验。先将拇指屈曲，然后握拳将拇指握于掌心，同时将腕向尺侧倾斜，如引起桡骨茎突部锐痛，提示桡骨茎突部狭窄性腱鞘炎。

二十二、腕尺侧滑囊炎

卡内韦尔（Kanavel）征：尺侧滑囊炎开始时，其最明显的压痛点在小鱼际上距手掌掌横纹 2~3cm 处。

二十三、拇指肌腱断裂

拇指肌腱断裂的检查：拇长屈肌腱断裂时，拇指末节不能自动屈曲。拇长伸肌腱断裂时，拇指末节不能自动伸直。检查时，固定拇指近节，嘱患者自动伸屈末节。

拇短伸肌腱断裂时，将末节伸直，患指不能主动伸直拇指腕掌关节。拇短屈肌腱断裂时，末节伸直状态下不能自动屈曲近节。

若拇指长、短肌腱完全断裂，则拇指近节、末节的主动伸屈活动功能完全丧失。

二十四、食指、中指、环指、小指屈指肌腱断裂

食指、中指、环指、小指指深屈肌腱与指浅屈肌腱断裂的检查：指深屈肌腱断裂，该末节不能主动屈曲。指浅屈肌腱单独断裂时，该指末节在伸直位状态下，不能主动屈曲中节。固定伤指的近则指骨，若近侧、远侧指间关节均不能主动屈曲，则提食指深屈肌腱、指浅屈肌腱均有断裂。

二十五、食指、中指、环指、小指伸指肌腱断裂

伸指肌腱断裂的检查：掌骨区断裂时，指间关节能主动伸直，但掌指关节不能主动伸直。指骨近节区中央腱束断裂：近侧指间关节不能主动伸直。指骨中节区或伸指肌腱止点附近断裂、撕裂或撕脱骨折：手指末节不能主动伸直，患指出现锤状指畸形。

二十六、蚓状肌损伤

蚓状肌损伤的检查：蚓状肌或者指深屈肌腱在蚓状肌起始点的近侧断裂时，该指的掌指关节不能主动屈曲。若掌指关节处在屈曲状态下，则指间关节不能主动伸直。在指间关节伸直状态下，掌指关节不能主动屈曲。

二十七、手内在肌瘫痪

贝乌尔征：单纯的手内在肌瘫痪可引起爪形手畸形。当检查者用手指在爪形指的近节骨背侧基底施加抗过伸之阻力时，远、近两指间关节随即伸直、畸形消失为阳性。手内在肌瘫痪伴有皮肤、肌腱、关节囊等挛缩引起的复合型爪形手，此试验阴性。

二十八、髋部疾病

（一）黑尔（Hare）试验

此试验主要用于区别髋关节疾病与坐骨神经痛。患者仰卧，检查者将患肢膝关节屈曲，踝部放于健肢大腿上，再将膝部下压抵至床面，如为坐骨神经痛可放置自如，而髋关节疾病患侧不能抵至床面。

（二）海-特（Hefte-Tumer）征

髋关节病变时，X线片显示患侧闭孔变宽。

（三）髋关节撞击试验

关节叩诊时令患者仰卧位，患肢伸直，检查者一手将患肢稍抬起，另一手握拳叩击患肢足跟部，如髋关节有疾患，可出现明显的传导叩痛，称髋关节撞击试验阳性。

（四）大腿滚动试验

参见股骨粗隆间骨折。

二十九、髋关节不稳

（一）望远镜试验

又称套叠征、迪皮特伦（Dupuytren）征、巴洛夫（Barlove）试验。患者仰卧，助手按住患者骨盆，检查者两手握住其小腿，伸直其髋、膝关节，然后上下推拉患肢，若患肢能上下移动 2~3cm，即为阳性。

另一种方法是患者仰卧，检查者一手固定其骨盆，另一手抱住患肢大腿或环抱患肢膝下，使髋、膝关节稍屈曲，将大腿上推下拉，反复数次，如有股骨上下过度移动之感，即为阳性，说明髋关节不稳定或有脱位等。

（二）特伦德伦堡（Trendlenburg）试验

又称臀中肌试验、单腿独立试验。嘱患者先用健侧下肢单腿独立，患侧下肢抬起，患侧骨盆向上提起，该侧臀皱上升为阴性。再使患侧下肢独立，健侧下肢抬起，则健侧骨盆及臀皱下降为阳性。此试验检查关节负重，检查关节不稳或臀中、小肌无力，任何臀中肌无力的疾病这一体征均可出现阳性。

（三）巴洛（Barlow）试验

为奥尔托兰尼（Ortolani）试验改良方法，亦用于检查 1 岁以内婴儿有无先天性髋关节脱位。患儿仰卧，检查者首先使患儿双侧髋关节屈曲 90°，双膝关节尽量屈曲。双手握住患儿双下肢，双手拇指分别放在患儿大腿内侧小粗隆部，中指置于大粗隆部位，轻柔地外展双髋关节，同时中指在大粗隆部位向前内推压，如听到响声，表明脱位的髋关节复位，股骨头滑入髋臼。第二步检查是拇指在小粗隆部位向外推压，若听到响声，表明股骨头滑出髋臼，此试验阳性。如果拇指放松压力股骨头即复位，说明髋关节不稳定，以后容易发生脱位。

三十、髋关节脱位

（一）奥尔托兰尼（Ortolani）试验

患儿仰卧，髋、膝屈曲各 90°，检查者手掌扶住患侧膝及大腿，拇指放在腹股沟下方大腿内侧，其余手指放在大粗隆部位，另一手握住对侧下肢以稳定骨盆。检查时先用拇指向外侧推并用掌心由膝部沿股骨纵轴加压，同时将大腿轻度内收。如有先天性髋关节脱位，则股骨头向后上脱出并发出弹响。然后再外展大腿，同时用中指向前内顶压大粗隆，股骨头便复位，当它滑过髋臼后缘时又出现弹响，此试验阳性，适用于 6 个月至 1 岁以内的婴儿先天性髋关节脱位的早期诊断。

（二）蛙式试验

又称双髋外展试验，用于婴儿。患儿仰卧，检查者扶持患者两侧膝部，将双侧髋、膝关节均屈曲 90°，再做双髋外展外旋动作，呈蛙式位，如一侧或双侧大腿不能平落于床面即为阳性，说明髋关节外展受限。先天性髋关节脱位患儿此试验阳性。

（三）直腿屈曲试验

患儿仰卧，检查者一手握住小腿下端，使髋关节尽量屈曲，膝关节伸直。若有先天性髋关节脱位，患肢可与腹胸部接触，其足可与颜面部接触，表明脱位髋关节屈曲活动的范围增大。本试验适用于婴幼儿的检查。

（四）髋咔嗒征

检查新生儿髋关节时，由于关节异常松弛，股骨头弹出臼窝而不复回的瞬间所产生的弹跳称咔嗒征。其检查方法有 Ortolani 试验、Barlow 试验等。

（五）希恩（Chiene）试验

又称两侧大粗隆连线。正常时，此线正对髋关节和耻骨上缘，并且和两侧髂前上棘连线相平行。如一侧大粗隆上移，此两线不平行；如在上移的大粗隆处作一条线垂直于躯干曲线，则该线高于耻骨上缘水平面，见于髋关节脱位、股骨颈骨折等。

（六）髂间及粗隆间连线

正常两者平行，粗隆间距大于髂间距离。先天性髋关节脱位时粗隆间距离增大；脊柱前脱位时骨盆前倾，髂间距离增大。

（七）西蒙（Simmon）线

髂骨外侧缘至髋臼处上缘，然后向下、外沿股骨颈外缘形成一条连贯的弧线。髋关节脱位时，此弧线中断。

（八）布赖恩特（Bryant）三角

是大粗隆与髂前上棘间的水平距离。患者仰卧，自髂前上棘向床面引一垂线，再由大粗隆顶点作一水平线。两线的交点与大粗隆顶点间的距离正常人是5cm 左右，可与健侧比较，若大粗隆上移或下移，则此距离比健侧缩短或延长。

（九）内拉通（Nelaton）线

又称髂骨、坐骨结节连线。患者仰卧，由髂前上棘至坐骨结节两一连线。正常人此线经过大粗隆的顶部，若大粗隆顶部在该线上方或下方，表示有病理变化。记录大粗隆上移的高度，高出此线 1mm 以内者不能视为病理现象。

（十）阿兰-多德（Alan-Todd）试验

检查者面向患者作半蹲状，然后将两侧拇指各放在患者一侧髂前上棘上，而中指放在其大粗隆的顶点。将环指放在大粗隆的后方两侧比较，即能测出大粗隆移位情况。

（十一）休梅克（Shoemaker）线与卡普兰（Kaplan）交点

这也是一种测量大粗隆是否上升的办法。患者仰卧，两髋伸直放在中立位，两侧髂前上棘在同一水平，分别从两侧大粗隆尖部经过髂前上棘引一直线到腹壁，此线称 Shoemaker 线。正常者两侧延长线应在脐部或脐以上交叉，两线的交点称 Kaplan 交点。如一侧大粗隆向上移位，则此点位于对侧或脐下，说明股骨头、股骨颈有缩短性病变，如股骨颈骨折等。

（十二）卡普兰征

在先天性髋关节脱位的 X 线平片上，髋臼缘失锐利，股骨上端与髋臼间空隙增宽，股骨上端离开髋臼窝向侧方移位，即卡普兰征。

（十三）冯罗森（Von Rosen）征

双侧大腿外展 45°并内旋，摄包括两侧股骨上段之骨盆正位片，作双侧股骨干中轴线并向近侧延长，此即为冯罗森线。正常时，此线通过髋臼外上角。脱位时，该线通过髂前上棘，即称冯罗森征阳性。这在股骨头骨化中心未出现时可作为诊断参考。

三十一、股骨粗隆间骨折

（一）大腿滚动试验

又称科万（Cauvain）征。患者仰卧，双下肢伸直，检查者以手掌轻搓大腿，使大腿向内、外旋转滚动。若系该髋关节疾患并引起髋周围肌肉痉挛，则运动受限、疼痛，并见该侧腹肌收缩，即为阳性。主要检查髋关节炎症、结核以及股骨颈骨折、粗隆间骨折等。

（二）中立位试验

亦称掌跟试验。股骨颈骨折时，因髂股韧带松弛，不能保持足的中立位。检查时，患肢伸直位，检查者用掌心托住患肢足跟，足呈外旋位为阳性。

（三）阿尔斯伯格（Alsberg）角

通过股骨头关节面基部的线与骨干长轴延长线所成的角，正常为 41.5°。此角减小为髋内翻，此角增大为髋外翻。

（四）希恩试验

见髋关节脱位。

三十二、髋关节结核

腰大肌挛缩试验：又称过伸试验。患者取俯卧位，患肢屈膝 90°，检查者一手握住踝部将下肢提起，使髋关节过伸，若骨盆随之抬起，为阳性，说明髋关节后伸活动受限。有腰大肌脓肿及早期髋关节结核时，此试验可出现阳性。

三十三、髋前软组织挛缩

（一）托马斯（Thomas）征

又称髋关节屈曲挛缩试验。患者仰卧，尽量屈曲健侧大腿贴近腹壁，使腰部紧贴于床面，克服腰前凸增加的代偿作用，再让患者伸直患肢，如患肢不能伸直平行于床面，即为阳性，说明该髋关节有屈曲挛缩畸形。患肢大腿与床面所形成的角度即髋屈曲畸形的角度。

（二）望远镜试验

见髋关节不稳部分。

（三）艾利斯征

见下肢短缩部分。

三十四、髂胫束挛缩

奥伯（Ober）试验：又称髂胫束挛缩试验。患者侧卧，健肢在下并屈髋屈膝，减少腰椎前凸。检查者站在患者背后，一手固定骨盆，另一手握患肢踝部，屈膝到90°然后将髋关节外展后伸，再放松握踝之手，让患肢自然下落，正常时应落在健肢后侧。若落在健肢前方或保持上举外展姿势，即为阳性。此试验阳性说明髂胫束挛缩或阔筋膜张肌挛缩，并可在大腿外侧摸到挛缩的髂胫束。如脊髓灰质炎后遗症髂胫束挛缩，有此体征。

三十五、臀肌挛缩

臀肌挛缩征：站立位，两足、两膝靠拢，嘱屈髋、屈膝下蹲，正常小孩臀部可触及足跟。当臀肌挛缩时，患儿不能完全屈髋、屈膝下蹲，并可在臀部触及紧张束条。

三十六、臀中、小肌无力

（一）特伦德伦堡试验

见髋关节不稳部分。

（二）费尔普斯（Phelps）试验

患者俯卧位，膝关节屈曲，大腿尽量外展，检查者握住其踝部逐渐将其膝关节伸直。若股薄肌有挛缩，在伸膝过程中大腿发生内收，即为阳性。

三十七、下肢缩短

艾利斯（Allis）征：又称下肢短缩试验。患者仰卧，双髋、双膝屈曲，两足跟并齐平放于床面上，正常者两膝顶点应该在同一水平。如一侧膝低于对侧膝，即为阳性，说明患肢有短缩（股骨或胫、腓骨短缩）或有髋关节脱位。

三十八、膝关节疾病

布拉加尔（Bragard）征：患者半屈膝时，关节间隙有疼痛，旋转小腿时疼痛加重，即为阳性，表示膝关节有病变。

三十九、膝关节积液

浮髌试验：正常膝关节内有约 5mL 的滑液，起到润滑关节、缓冲力的作用，并营养关节面软骨。当关节内有大量积液时，关节肿胀明显，一望而知。但少量积液或中等积液时，需进行浮髌试验测知。一般积液量 10mL 浮髌试验即可呈阳性。试验方法：

（1）病人取仰卧位，膝关节伸直，股四头肌松弛。检查者一手手掌在髌骨上方压挤髌上囊，并且手指挤压髌骨两侧，使液体流入关节腔，然后用另一手的食指轻轻按压髌骨。若感到髌骨撞击股骨前面，即为阳性，说明积液量较少。若髌骨随着手指的按动而出现浮沉的现象，表示积液量较多。

（2）病人直立时，髌上囊的积液自然流到髌骨后方。如果股四头肌松弛，髌骨自然离开股骨滑车，这时可用两个拇指分别推动两侧髌骨对比两侧感觉。如果髌骨被关节积液浮起，推动时有髌骨和股骨撞击感，即为阳性。

关节内积液的性质：如为急性外伤，可能为关节内积血；如为急性感染，则可能为积液。一般肿胀多为渗出液，通过关节穿刺即可识别。

四十、膝关节慢性炎症

膝上皮肤皱襞试验：膝关节慢性炎症或上石膏后膝上皮肤水肿，用手捏起时，有皱襞增厚感，皱纹不明显，为阳性（需两侧对比）。

四十一、髌骨脱位

（一）费尔班克征

向外推动髌骨时，病人立即企图保护膝部为阳性，见于外伤性髌骨脱位。

（二）髂胫束牵拉征

病人在伸膝位内收髋关节出现髌骨半脱位，外展时复位。

（三）研磨试验

参见膝半月板损伤。

（四）膝冲撞试验

见膝交叉韧带损伤部分。

四十二、股骨髁剥脱性骨软骨病

威尔逊征：是剥脱性骨软骨病的一种体征。若病灶在股骨外侧髁，当伸膝 150°（邻肢法）时，被动内旋胫骨，诱发疼痛为阳性。若病灶在股骨内侧髁，则表现相反，病人常采取胫骨外旋位行走，以使胫骨棘内侧隆起与股骨内侧髁外侧病灶区不接触。

四十三、髌骨软化症

（一）髌骨摩擦试验

又称索-霍（Soto-Hall）试验。让患者自动伸屈膝关节，髌骨与股骨髁间凹部（髌股关节）摩擦而发出摩擦音及疼痛，即为阳性。

（二）单腿半蹲试验

患肢单腿独立，逐渐屈膝下蹲时出现膝软、疼痛即为阳性。若髌下出现摩擦音，亦为阳性。本试验主要用于检查髌骨软化症。

四十四、膝侧副韧带损伤

膝关节分离试验：又称侧方挤压试验、侧副韧带紧张试验和博勒尔（Bohler）试验。患者仰卧，膝关节伸直。检查者一手握住患肢小腿端，将小腿外展，另一手按住膝关节外侧，将膝向内侧推压，使内侧副韧带紧张，如出现疼痛和异常的外展摆动，即为阳性，表示内侧副韧带松弛或断裂。必要时先封闭压痛点，然后极度外展使内侧关节间隙加大张开的情况下，X 线透视或拍片做进一步诊断。做此检查时同时挤压外侧关节面，如有外侧半月板损伤，则关节间隙感到疼痛。反之，用同样方法可以检查外侧副韧带的损伤。

四十五、膝交叉韧带损伤

（一）前交叉韧带试验（前抽屉试验）

膝关节屈曲 60°～90°位，患足靠在检查台上，然后将小腿放置在三个不同的旋转位置，即外旋 15°位、中立位、内旋 30°位，将胫骨推向前方，以观察有无异常向前活动。胫骨向前移动可分三度：Ⅰ度指向前移动 5mm，Ⅱ度移动 5～10mm，Ⅲ度移动大于 10mm。

（1）小腿外旋 15°位检查：如胫骨内侧髁比外侧髁有明显的向前移位，表明前内侧结构松弛，则有明显的前内旋转不稳定。

（2）小腿中立位检查：只有当前交叉韧带缺陷，同时伴有前内结构（包括侧副韧带、内侧半月板）松弛时，前抽屉试验阳性。

（3）小腿内旋 30°位检查：小腿内旋 30°位时，髂胫束、膝外侧结构、后交叉韧带处于紧张状态。在这位置上检查前抽屉试验，如胫骨外侧髁有明显的向前旋转移位，表明上述结构发生松弛，即前外旋转不稳定。Jerk 试验即是检查前外旋转不稳定的方法之一。病人仰卧位，膝关节屈曲 40°位，检查者一手抓住足踝部并将小腿内旋，另一手在胫骨上端后外侧向前挤压，同时带有膝外翻倾向，当膝关节逐步伸直至 10°～20°位时，可出现胫骨外侧髁突然向前移位，同时病人也能感到有滑动。

（二）后交叉韧带试验

与前交叉韧带试验一样，膝关节屈曲 60°～90°，在小腿不同旋转位上检查后抽屉试验，观察胫骨向后移位情况。

1. 小腿外旋 15°位检查后抽屉试验

如胫骨向后外移位，胫骨前面出现凹陷，表明膝后外侧结构松弛，即后外旋转不稳定。另一检查方法为外旋反弯试验，两膝伸直，同时抓住两足足趾并向上提，仔细比较两侧小腿。如有后外旋转不稳定，可出现患肢胫骨反弯，胫骨结节呈现外旋。

2. 小腿中立位检查后抽屉试验

若此试验为阳性，表示膝后交叉韧带及膝后外侧结构损伤，此时外旋 15°位抽屉试验不会出现阳性体征。膝后外抽屉试验之所以会出现阳性，是因为胫骨是以无损伤的后交叉韧带为轴心线向后外旋转，一旦后交叉韧带断裂，胫骨可产生向后移位，而不再产生后外抽屉试验阳性症状。

3. 小腿内旋 30°位检查后抽屉试验

膝后内结构（包括内侧侧副韧带、内侧关节囊、后斜韧带和前交叉韧带）处于紧张状态、结构断裂时，允许膝后内角部位胫骨髁向后移位。这里有一个前提，即膝后交叉韧带必须完整，可作为胫骨后内旋转的轴心线。如果后交叉韧带断裂，整个胫骨向后移位，也即不再发生后内旋转不稳定现象。

（三）拉曼试验

是对前交叉韧带损伤最准确的试验之一。患肢屈膝 10°～15°，检查者一手抓住并固定其大腿下段，另一手握其小腿上端，并用力将胫骨拉向前。如前交叉韧带缺损，胫骨将过度前移，髌韧带由正常凹陷变为突出。

（四）洛西试验

检查者一手抓住患侧足踝部，另一手放在髌上，拇指置于腓骨头后方。屈曲膝关节到40°左右，将足内旋，膝外翻、伸直，拇指将腓骨头推向前，在髌上的其余四指压向相反方向。此时感觉或看到胫骨外侧髁向前半脱位即为阳性，提示膝前外侧旋转不稳定。

（五）反轴移试验

当足外旋、膝关节渐伸直时，胫骨外侧髁从后侧位突然复位，即为阳性，提示膝关节后外侧旋转不稳定。

（六）麦克英托试验

属轴移试验的一种。患者平卧，检查者一手置于患者膝外侧，另一手抓住其足部使之内旋，并膝外翻。将膝关节自0°位屈曲，当患膝脱离"扣锁"位后，胫骨外侧髁即逐渐向前半脱位。当屈曲20°~40°位时，胫骨突然复位，出现错动感即为阳性，提示膝前外侧旋转不稳定。

（七）膝外旋过伸试验

检查者抓患侧足趾，将患肢提起，使小腿外旋，如出现膝关节过伸、外旋和内翻，则提示膝后外侧旋转不稳定。

（八）不接触试验

仰卧位，患膝屈曲至30°~40°，大腿下放一硬性支持物，鼓励病人放松，安慰病人检查者不会接触患膝。检查者密切观察膝关节的外侧，要求病人伸展患膝，将足跟提离检查台，然后再将足跟放回检查台上，放松股四头肌，再对另一膝关节进行同样的试验以做对比。当单独交叉韧带撕裂时，外胫骨平台在伸膝开始时将出现轻微半脱位或在股骨髁上向前滑移。更需引人注意的是，当膝关节放松至屈曲位置时，胫骨外侧平台滑回复位的位置。

（九）膝冲撞试验

与麦金托什（Macintosh）试验基本相似，但从屈膝到伸膝，先造成半脱位，然后屈曲至 20°~40°位时，有"突然一动"感，半脱位自然复位为阳性，提示前交叉韧带失效或外侧关节囊韧带中 1/3 松弛。

四十六、膝半月板损伤

（一）麦克默里（McMurmy）试验

又称半月板弹响试验、回旋研磨试验。利用膝关节面的旋转和研磨动作来检查半月板有无损伤。本方法有两个动作。

操作方法：嘱患者取仰卧位，先使其膝关节最大屈曲，右手固定膝关节，左手握足，尽力使胫骨长轴外旋，左手在腓侧推挤使膝关节外翻，在此外旋外翻的力量继续作用的同时，慢慢伸直膝关节。如果内侧有弹响和疼痛，则证明内侧半月板有破裂。按上述原理做反方向的动作，即在膝关节内旋内翻的同时伸直膝关节，如外侧有弹响和疼痛，则证明外侧半月板有破裂。以上是麦克默里试验的基本检查方法，但实际操作时疼痛和弹响的位置与此相反，否则内翻再加伸直往往是内侧半月板疼痛，反之则是外侧半月板疼痛。但也有时不管向内还是向外，只要关节面有研磨和旋转，其疼痛始终固定于一侧膝关节的间隙。

其他方法是：患者仰卧，检查者一手握膝，放在关节间隙内侧或外侧触诊，另一手握足或小腿下端，将膝关节尽量屈曲，然后使小腿内收外旋，同时伸直膝关节，如有弹响，说明内侧半月板有破裂，反之，小腿外展内旋同时伸膝，如有弹响，说明外侧半月板可能有破裂。膝关节极度屈曲时发生弹响，应考虑破裂。至于前角破裂，原则上应在膝关节伸直位时发生弹响，但麦克默里认为本试验只能测知后角中央部破裂，对前角不能测定。应注意鉴别髌骨摩擦或肌腱弹拨所发出的响声。在外伤早期，至少 3 周内做此试验没有意义，因为膝关节伤后周围软组织损伤尚未修复，此时做试验，不管有无半月板损伤，只要膝关节有屈伸和旋转动作，就会产生疼痛。因此，伤后早期做此试验，即使阳性，也很难肯定就是半月板的损伤。

（二）蒂-费征

病人坐在床边，双膝屈曲，足下垂。检查者用拇指压在患者关节间隙的前侧方，相当于半月板处，另一手旋转其小腿，反复活动，如有半月板破裂，可触及指下有物移动并伴疼痛。

（三）Fouche 试验

病人仰卧，患侧髋、膝关节完全屈曲，检查者一手放在关节间隙处做触诊，另一手握住足跟，然后做大幅度环转运动，内旋环转试验内侧半月软骨，外旋环转试验外侧半月软骨，与此同时逐渐伸直膝关节至微屈位为止。如果到一定角度时闻及粗响声，表示后角巨大破碎，低浊声提示为半月软骨内缘薄条撕裂。

（四）斯迈利（Smillie）试验

在上述麦克默里试验中，除响声外还伴有明显疼痛，则为斯迈利试验阳性，意义同麦克默里试验。

（五）卢因（Lewin）试验

患者站立使足跟及足趾紧贴地面，用力屈伸膝部，健肢运动自如，但有半月板损伤的膝关节不能伸直，膝部常呈屈曲位置，伴随或不伴随疼痛，此检查可以主动进行也可以被动进行。

（六）克里斯蒂安尼（Chrestiani）试验

嘱患者膝关节屈曲，同时内旋股骨及骨盆，后伸膝，如有内侧半月板损伤，常可引起疼痛和压痛。

（七）特纳（Turner）征

内侧半月板损伤刺激隐神经的皮下支，在关节内侧产生感觉过敏或痛觉减退区，如有此症状则为阳性。

（八）凯洛格-斯皮德（Kellogg-Speed）试验

患者仰卧，检查者一手拇指压在膝关节内侧或外侧间隙（前角部位），另一手握住患肢小腿下部被动伸屈膝关节，如有固定压痛，为阳性，可能有半月板损伤。

（九）梯布尔-费舍（Timbrill-Fisher）试验

患者仰卧，患膝屈曲，检查者一手拇指压于患膝内侧或外侧关节间隙上，另一手握住小腿下部做内外旋活动，如感到有一个条索状物在拇指下移动（有时伴有疼痛和小的响声）为此征阳性，可能是撕裂的半月板移动。

（十）膝关节过伸试验

又称琼斯（Jones）试验。患者仰卧，检查者一手固定其膝部，另一手握住其小腿下部向上提，将膝关节过度伸展，使半月板前角受到挤压，如有疼痛，可能为半月板前角损伤或肥厚的髌下脂肪垫受到挤压所致。

（十一）下蹲试验

又称鸭式摇摆试验。病人站立，然后做中蹲动作，使膝关节极度屈曲，同时患者前后、左右摇摆，挤压半月板后角，如有后角撕裂，即可引起膝关节疼痛和不能完全屈膝，或关节后部有尖细响声和不适感。

（十二）侧方挤压试验

又称麦格雷戈（McGregori）征。患者仰卧，患膝伸直，检查者一手固定膝部，另一手握住小腿的远端做内收或外展动作，如膝关节侧方关节面有固定挤压痛，则表示半月板中 1/3 可能有撕裂。

（十三）膝研磨试验

又称阿普利（Apley）试验、膝关节旋转提拉或旋转挤压试验。患者俯卧，检查者将膝部放于病人大腿的后侧，两手握持患肢足部，向上提拉膝关节，并向内侧或外侧旋转，如发生疼痛，表示韧带损伤。反之，双手握持患肢足部向下挤压膝关节，再向外侧或内侧旋转，同时屈到最大限度再伸直膝关节，若发生疼痛，则表示内侧或外侧半月板有破裂，并依疼痛发生时膝关节的角度来判定半月板破裂的部位。屈曲最大限度时疼痛，应疑为后角破裂，屈曲呈 90°时疼痛为中央破裂，伸直时疼痛为前角破裂。

（十四）重力试验

适于检查盘状软骨，盘状软骨均在外侧。方法有以下两种：第一种方法侧卧于健侧，患肢外展，自动屈伸患膝；第二种方法侧卧于患侧，其骨盆下垫一枕，使患腿离开床面，助手扶住健肢，自动屈伸患膝，有弹响或疼痛。

本试验还可能帮助测定半月板损伤的侧别。第一种方法：若患肢膝关节内侧弹响及疼痛，可能为内侧半月板损伤；第二种方法：可能是外侧半月板损伤。

（十五）交锁征

患者活动膝关节时，突然在某一角度有物嵌住，膝关节不能伸屈并感到疼痛，此现象称为"关节交锁"。当患者慢慢伸屈膝关节，"咔嚓"一响，"交锁"解除又能活动。

四十七、膝盘状软骨、髌下脂肪垫肥厚

（一）膝关节过伸试验

参见膝半月板损伤。

（二）弹跳征

患者仰卧，在主动伸屈膝关节时，膝关节发生弹跳，小腿颤动并出现较大的响声，有时伴有疼痛，此为盘状软骨的重要体征。

四十八、腘绳肌挛缩

菲-贝试验：本试验是在 Thomas 试验的基础上，保持膝关节、髋关节的屈曲，然后外展髋关节，再伸直膝、髋关节，此时大腿内收，并可触及内腘绳肌挛缩。

四十九、股骨骨折

克莱曼（Cleeman）征：股骨骨折重叠时，在股骨前上方皮肤有皱襞。

五十、踝关节损伤

跟骨叩击试验：检查者握拳叩击跟骨，如有疼痛发生，说明有踝关节损伤。

五十一、踝关节骨折、脱位

基恩（Keen）征：内、外踝横径增大，为此征阳性。如波特（Pott）骨折（踝关节外展型骨折）脱位时，两踝横径增大，基恩征阳性。

五十二、足外翻

黑尔宾（Helbing）征：正常站立时，跟腱长轴应与下肢长轴相平行。足外翻时，跟腱长轴向外偏斜，偏斜程度和外翻程度成正比。

五十三、扁平足、跖痛病、莫顿病

跖骨头挤压试验：检查者一手握患足跟部，另一手横行挤压 5 个跖骨头，出现前足放射样疼痛为阳性，可能为跖痛病、扁平足、莫顿（Morton）病等。

五十四、前足弓炎症

斯特兰斯基克（Stnmsky）征：患者仰卧，检查者握患肢足趾，使之迅速屈曲，如前足弓有炎症，可发生疼痛。

五十五、踝内、外侧韧带损伤

足内、外翻试验：将足内翻及外翻时如发生疼痛，说明有内侧或外侧韧带的损伤。

五十六、跟腱断裂

提踵验：患足不能提踵 30°（踝跖屈 60°）站立，仅能提踵 60°（踝跖屈 30°）站立，为试验阳性，说明跟腱断裂。因为 30° 提踵是跟腱的作用，而 60° 站立是胫后肌、腓肠肌的协同作用。

五十七、小腿三头肌痉挛

踝背屈试验：检查时，足置于内翻位，锁住距下关节，使所有背屈动作都在踝关节。若膝关节屈至 90° 时，踝关节不能背屈，则为比目鱼肌痉挛。若膝关节于伸直位，踝关节不能背屈，则为腓肠肌痉挛。若膝关节屈曲和伸直时，踝关节都不能背屈，则比目鱼肌与腓肠肌均痉挛。

五十八、颈椎病

（一）臂丛神经牵拉试验

又称 Eaten 试验。此试验之机制是使神经根受到牵拉，观察是否发生患侧上肢反射性痛。检查时，让患者颈部前屈，检查者一手放于头部病侧，另一手握住患肢的腕部，沿反方向牵拉，如患肢感觉疼痛、麻木则为阳性。若在牵拉的同时迫使患肢做内旋动作，称为 Eaten 加强试验。

（二）头部叩击试验

又称"铁砧"试验。病人取坐位，医生以一手平置于患者头部，掌心接触头顶，另一手握拳叩击放置于头顶部的手背。若病人感到颈部不适、疼痛或上肢（一侧或两侧）痛或有酸麻感，则该试验为阳性。

（三）椎间孔挤压试验

又称 Spurling 试验。让患者取坐位，头部微向病侧侧弯，检查者立于患者后方，用手按住患者顶部向下施加压力，如患肢发生放射性疼痛即为阳性。原因在于侧弯使椎间孔变小，挤压头部使椎间孔更窄，椎间盘突出暂时加大，故神经根挤压症状更加明显。

（四）杰克逊（Jackson）压头试验

当患者头部处于中立位和后伸位时，检查者于头顶部依轴方向施加压力，若患肢出现放射性疼痛，症状加重，称为 Jackson 压头试验阳性。

（五）肩部下压试验

患者端坐，让其头部偏向健侧，当有神经根粘连时，为了减轻疼痛，患侧肩部会相应抬高。此时，检查者握住患肢腕部做纵轴牵引，若患肢有放射痛和麻木加重，称为肩部下压试验阳性。

（六）直臂抬高试验

患者取坐位或站立位，手臂伸直，检查者站在患者背后，一手扶其患侧肩，另一手握住患肢腕部并向外后上方抬起，以使臂丛神经受到牵拉，若患肢出现放射性疼痛，即为阳性。可根据出现放射痛时的抬高程度来判断颈神经根或臂丛神经受损的轻重。此试验类似于下肢的直腿抬高试验。

（七）颈部拔伸试验

检查者将双手分别置于患者左、右耳部并夹头部，轻轻向上提起，如患者感觉颈及上肢疼痛减轻，即为阳性。本试验可作为颈部牵引治疗的指征之一。

（八）转身看物试验

让患者观看自己肩部或身旁某物，若患者不能或不敢贸然转头或转动全身观看，说明颈椎或颈肌有疾患，如颈椎结核、颈椎强直、"落枕"等。

（九）头前屈旋转试验

也称 Fenz 试验。先将患者头部前屈，继而向左右旋转，如颈椎出现疼痛，即为阳性，多提示有颈椎骨关节病。

（十）伸肘试验

参见肘关节脱位、桡骨小头半脱位及尺骨鹰嘴骨折。

五十九、颈椎结核

（一）拉斯特（Rust）征

患者常用手抱着头固定、保护，以免在行动中加剧颈椎病变部位疼痛。颈椎结核患者此征为阳性。

（二）转身看物试验

参见颈椎病。

六十、颈肋

深呼吸试验：又称阿德森（Adson）试验。患者端坐凳上，两手置于膝部，先比较两侧桡动脉搏动力量，然后让患者尽力抬头做深吸气，并将头转向患侧，同时下压肩，再比较两侧脉搏或血压。若患侧桡动脉搏动减弱或血压降低，即为阳性，说明锁骨下动脉受到挤压，同时往往疼痛加重。反之，抬高肩部，头面转向前方，则脉搏恢复、疼痛缓解，主要用于检查有无颈肋和前斜角肌综合征。

六十一、肋锁综合征

（一）压肩试验

检查者用力压迫患侧肩部，若引起或加剧该侧上肢的疼痛或麻木感，则表示臂丛神经受压，主要用于检查肋锁综合征。

（二）挺胸试验

患者立正站立、挺胸、两臂后伸，此时若桡动脉搏动减弱或消失以及臂和手部有麻木或疼痛，即为阳性，用于检查有无肋锁综合征，即锁骨下动脉及臂丛神经在第一肋骨和锁骨间隙受到压迫。

（三）肋锁综合征试验

病人坐位，两上肢向下牵拉使双肩向下、向后伸，如桡动脉减弱或消失，同时在锁骨上、下听到动脉杂音，即为阳性。另一方法是病人立正位、挺胸、两臂后伸，如手麻木或疼痛、桡动脉减弱或消失，即为阳性，表明臂丛和锁骨下动脉在挺胸时压在第一肋骨和锁骨之间。

六十二、胸廓下口综合征

间歇运动试验：患者两上肢屈肘 90°，两肩外展、外旋 90° 令手指做快速伸屈动作，记录时间并观察上肢位置的变化。病人在 1 分钟之内出现前臂疼痛或上肢因不适无力而逐渐下垂为阳性，见于胸廓下口综合征。

六十三、超外展综合征

超外展试验：患者取站立位或坐位，将患肢被动从侧方外展高举过肩、过头，若桡动脉搏动减弱或消失，即为阳性，用于检查锁骨下动脉是否被喙突及胸小肌压迫，即超外展综合征。

六十四、前斜角肌综合征

（一）前斜角肌加压试验

检查者双手拇指在锁骨上窝偏内，相当于在前斜角肌走行部加压。上肢出现放射痛及麻木感为阳性，提示下颈段颈椎病或前斜角肌综合征。

（二）深呼吸试验

参见颈肋。

六十五、腰背部软组织损伤

（一）普鲁卡因封闭试验

以 0.5%~1.0% 普鲁卡因 10~20mL 做压痛点封闭，有助于对病变粗略地做定位诊断。若注射于皮下疼痛即消失，多为筋膜韧带疾患。若注射于椎板，疼痛消失，则多为肌肉疾患。如果经上述注射疼痛如前，则多为椎管内疾患。

（二）氯乙烷致冷麻醉试验

距皮肤表面 30cm 处，用氯乙烷直接喷射，喷射线与皮肤成锐角，并逐渐转动方向，每次喷射持续时间不得超过 30 秒，以免冻伤。表面麻醉后仍有压痛点，往往表示有深在的器质性损害存在。亦有人应用这种方法治疗运动员比赛期间的软组织损伤。

（三）背伸试验

患者俯卧，两腿并拢，两手交叉于颈后，检查者固定双腿，嘱患者主动抬起上身，检查者再于背部适当加压，患者抗阻力背伸，有肌肉和椎间关节疾患时，可发生疼痛，即为阳性。

六十六、棘上韧带损伤

棘上韧带损伤试验：患者取俯卧位，于腹部及骨盆下放四个枕头，以使棘突间部裂开，如发现棘突间有一凹陷，说明棘上韧带有损伤或松弛。

六十七、肋骨骨折

压胸试验：患者取坐位或站立位，检查者站于侧方，一手抵住其脊柱，另一手压迫胸，轻轻地相对挤压。若在胸侧壁上某处出现疼痛，说明该处肋骨骨折，是诊断外伤性肋骨骨折的重要体征。

六十八、椎体压缩骨折

屈颈试验：参见腰大肌脓肿。

六十九、胸段脊髓受压

比弗尔（Beevor）脐征：患者取仰卧位，让患者抬头坐起时，注意其位置有无移动或偏向某一侧。正常人脐位置不变，若 $T_{10} \sim T_{11}$ 脊髓节段损伤或受压迫等，则下腹壁肌肉无力或瘫痪，在坐起时脐向上移动；若一侧腹肌瘫痪或无力，脐向健侧移动，这种现象称 Beevor 脐征。

七十、腰椎疾病

（一）拾物试验

多用于小儿腰部前屈运动的检查。让患儿于地上拾物，若患儿屈膝、屈髋而不弯腰即为阳性，表示患儿脊柱有功能障碍，多半为脊柱结核。

（二）体位改变试验

又称阿莫斯（Amoss）征。患者取仰卧位，嘱其坐起，若腰椎有病变，患者多以手置于身后检查床上，借力支持方能坐起。

（三）背伸试验

参见腰背部软组织损伤。

七十一、腰骶关节疾病

（一）陆温试验

患者仰卧，两腿伸直，做起身动作时，若腰骶关节处或下腰部疼痛，即为阳性。

（二）抱膝试验

患者仰卧，两手抱膝使髋、膝关节尽量屈曲，如有腰骶关节疼痛，即为阳性。

（三）戈德思韦特（Goldthwait）试验

患者仰卧，两下肢伸直，检查者左手触诊腰椎棘突，右手做直腿抬高试验，在抬高过程中，若腰椎未触知运动而病人已感觉疼痛，说明可能有骶髂关节炎或该关节韧带有损伤。若疼痛发生于腰椎运动之后，病变可能位于腰骶关节或骶髂关节，但以前者的可能性为大。若将两侧试验做对比，将对侧下肢分别抬高到同样高度，引起同样的疼痛，说明腰骶关节病变的可能更大，因为双侧骶髂关节同样病变，同等严重程度者鲜见。

（四）俯卧伸腰试验

患者俯卧，两下肢伸直，检查者右手托住患者双膝上部，左手扶住腰骶部，然后右手用力徐徐抬高双下肢，使腰部过伸，如腰部产生疼痛，即为阳性。

（五）腰部扭转试验

患者取左侧卧位，左下肢伸直，右下肢屈曲，检查者左手把住患者左肩部向后推，右手把住髂嵴部向前推，两手同时用力，方向相反。以同样的方法再行右侧卧位检查，使腰椎扭转，若有疼痛，即为阳性。

（六）斯佩试验

参见骶髂关节疾病。

（七）内奥霍洛征

参见颈椎病。

（八）坎贝尔征

参见骶髂关节疾病。

（九）内里征

参见骶髂关节疾病。

（十）骨盆倾斜试验

参见骶髂关节疾病。

七十二、脊柱结核

（一）脊柱超伸试验

又称儿童试验，患儿俯卧，检查者握住患儿双小腿向上提起，正常时不疼，脊柱后弯自如，如有病变则不能后弯，脊柱僵直，常为儿童脊椎结核的一个早期体征。

（二）拾物试验

参见腰椎疾病。

七十三、腰大肌脓肿

（一）腰大肌挛缩试验

参见腰大肌挛缩试验。

（二）直腿抬高试验

又称拉赛格（Lasfegue）征。患者仰卧，两腿伸直，分别做直腿抬高动作，然后再被动抬高。正常时，两下肢同样抬高 80°以上并无疼痛。若一侧下肢抬高幅度降低，不能继续抬高，同时又有下肢放射性疼痛，则为阳性，说明有坐骨神经根受压现象，此时记录两腿抬高度数。由于直腿抬高时，坐骨神经更加紧张，因而加剧了神经根的压迫程度。这一试验是各种坐骨神经紧张试验的基本试验，但需排除腘肌和膝关节后关节囊受牵拉所造成的影响。

（三）直腿抬高背屈踝试验

又称布拉加尔（Bragard）附加试验、西卡（Sicads）征、西盖尔（Cukaps）试验。同上述直腿抬高试验，直腿抬高到最大限度但尚未引起疼痛的一点，在患者不注意的情况下，突然将足背屈，此时坐骨神经受到突然地牵拉更为紧张，而引起患肢后侧放射性的剧烈疼痛即为阳性，借此可以区别由于髂胫束、腘肌或膝关节后关节囊紧张所造成的直腿抬高受限。因为背屈踝只加剧坐骨神经及小腿腓肠肌的紧张，对小腿以上的肌筋膜无影响。

（四）悬吊试验

双手握住单杠的横杆，身体悬空。数分钟后躯干肌即完全放松。若患腿疼痛减轻，即为阳性，见于椎间盘突出症幼弱型。因椎间隙开大后，突出的椎间突回缩，减轻了对神经根的压力。若为成熟型，突出物不能因悬吊而回缩，此试验则呈阴性。另外，通过悬吊试验，可鉴别姿势性与结构性脊柱侧凸。

（五）窝压迫试验

仰卧位，髋、膝各屈90°，一手稳住膝部，另一手托踝使膝关节伸直到一定角度，引起放射痛时，扶膝手之拇指按压腘窝（压迫胫神经），放射痛加重者为阳性，见于有腰椎间盘突出症的患者。

（六）健肢抬高试验

又称法捷兹坦（Fajerztaln）试验。做健肢直腿抬高试验，患侧产生腰痛或伴有下肢放射痛即为阳性，中央型腰椎间盘突出症患者此试验常为阳性。

（七）屈颈试验

又称尼雷（Hepu）试验、索特-霍尔（Soto-Hall）征。患者仰卧，检查者一手置于胸前，一手置于枕后，然后徐徐用力使患者头前屈，如出现腰痛及坐骨神经痛即为阳性。颈部前屈时，可使脊髓在椎管内上升1~2cm，神经根也随之受到牵拉，神经根受压时即出现该神经分布区的疼痛，用于腰椎间盘突出症及椎体压缩骨折的检查。

（八）颈静脉加压试验

又称奈夫再格（Naffziger）征。用手压迫一侧或两侧颈静脉1~3分钟，或使用血压气囊绕于颈部，使压力升到40~60mmHg（5.33~8.00kPa）时，由于蛛网膜下腔之压力增高，增加了对神经根的压力，而发生坐骨神经放射痛，即为阳性，说明病变在椎管内。

（九）布鲁津斯基（Brudzinski）征

患者仰卧，屈颈时引起患肢疼痛及屈曲即为阳性。

（十）仰卧挺腹试验（分下述四步进行）

（1）患者仰卧，两手置于腹部或身侧，以枕部及两足为着力点，将腹部及骨盆用力向上挺起，患者立即感觉腰痛及患肢放射痛为阳性。若此时腰痛及其放射痛并不明显，则应继续进行第二步试验。

（2）患者仍保持挺腹试验，深吸气后停止呼吸，腹部用力鼓气，约30秒，患肢有放射性疼痛者为阳性。

（3）在挺腹姿势下，用力咳嗽，有患肢放射痛者为阳性。

（4）在挺腹姿势下，检查者用两手加压两侧颈静脉，若患肢有放射痛，为阳性。

以上操作依次进行，一旦出现阳性就不必再进行下一步检查。

（十一）腰椎间盘突出运动试验

本试验可帮助判断腰椎间盘突出物与脊神经根的位置关系。

（1）突出物尖端位于神经根之前，站立位腰前屈幅度越大，腰痛越重。如果偏向健侧方向，前屈或侧屈疼痛更加剧烈。若偏向患侧方向，前屈或侧屈则疼痛减轻或正常。

（2）突出物位于神经根内侧，站立位前屈并向健侧旋转时，疼痛加剧。反方向运动时神经根不受牵拉，则疼痛减轻或缓解。

（3）突出物位于神经根外侧，疼痛反应与突出物位于神经根内侧者相反。

七十四、腰椎滑脱

（一）乌尔曼（Ullmann）线

在正常人腰椎侧位片上，自骶骨上关节面前缘画一垂线，L_5 椎体前下缘应在此线之后 1～3mm。如 L_5 椎体向前滑脱，则其前缘位于此线上或在此线之前方。

（二）加兰征

腰椎正位 X 线片上，L_5 椎体前下缘在 Ullmann 线上或在其前方为阳性，表明有脊椎滑脱。

（三）髂间及粗隆间连线

参见髋关节脱位。

七十五、坐骨神经痛

（一）屈髋伸膝试验

又称凯尔尼格（Kernig）征。患者仰卧，检查者使髋关节尽量屈曲，先屈膝再逐渐伸直膝盖，如此可使坐骨神经被拉紧，如出现坐骨神经放射痛，即为阳性。

（二）弓弦试验

令患者坐位伸腿或卧位直腿抬高，术者以手指挤压腘窝部，疼痛加重并有放射痛者阳性，见于坐骨神经痛。

（三）床边试验

又称弓弦试验、坐位伸膝试验。让患者坐于床沿或凳上，头及腰部保持平直，两小腿自然下垂，然后嘱患者将患肢膝关节逐渐伸直或检查者用手按压患肢腘窝，再将膝关节逐渐伸直，如有坐骨神经痛，即为阳性。此试验等于卧位直腿抬高试验。

（四）坐位压膝试验

又称别赫节列夫（Bexmepeb）征。嘱患者坐于床上两腿伸直，坐骨神经受累之腿即自然将膝关节屈曲，以减少坐骨神经的紧张程度。如果将膝关节向后压被动伸直时，坐骨神经痛加剧，即为阳性。

（五）费恩（Fatme）试验

按压坐骨神经走行的部位均会发生疼痛，在腓骨头处捻压腓总神经亦会产生疼痛，即为阳性。

（六）鞠躬试验

又称奈里（Neri）试验。让患者站立做鞠躬动作，如患肢立刻有放射性疼痛并屈曲，则此试验阳性。

（七）起坐屈膝试验

患者取仰卧位，患肢多自行屈曲，而健肢仍伸直，如两侧均有坐骨神经痛，则两膝均屈曲，即为试验阳性。本试验可在多数患者中出现阳性，因为屈膝可缓解对坐骨神经根的牵拉。

（八）林德纳（Lindner）征

患者取坐位或半坐位，两腿伸直，使坐骨神经处于十分紧张状态，然后被动或自动向前屈颈，如出现患肢疼痛，即为阳性。

（九）米诺尔（Minor）怔

让患者由坐位到站立位姿势时，患者常以一手置于身后，患肢膝关节屈曲，健肢膝关节伸直支持体重，维持平衡，患肢出现疼痛为此征阳性。

（十）旺泽蒂（Vanzetti）征

坐骨神经痛时，虽有脊柱侧弯，但骨盆保持水平位。

（十一）奈里（Neri）拾物试验

嘱患者俯拾地面物体，可见其先屈患肢，然后再弯腰拾取物体，同时诉患肢窜痛，即为阳性。

七十六、股神经受损

（一）展髋试验

患者取健侧卧位，两下肢伸直。将患侧下肢抬起使髋关节外展，如大腿前侧疼痛，即为阳性，亦提示股神经受损。

（二）屈膝试验

患者俯卧位，两下肢伸直。检查者一手按住其骶髂部，另一手握患侧踝部并将小腿抬起使膝关节逐渐屈曲，使足跟接近臀部。若出现腰部和大腿前侧放射性痛，即为阳性，提示有股神经损害，并可根据疼痛的起始位置判断其受损的部位。

（三）股神经紧张试验

又称瓦色曼（Wasserman）征。患者俯卧，检查者一手固定患者骨盆，另一手握患肢小腿下端，膝关节伸直或屈曲，将大腿强力后伸，如出现大腿前方放射样疼痛，即为阳性，表示可能有股神经根（L_1、$L_3 \sim L_4$ 神经根）受压现象。

七十七、梨状肌综合征

（一）蒂勒征

内收、屈曲、内旋髋关节，使梨状肌紧张，出现坐骨神经症状者为阳性，见于梨状肌综合征。

（二）梨状肌紧张试验

患者仰卧位，将患肢伸直，并做内收、内旋动作，如坐骨神经有放射性疼痛，再迅速将患肢外展、外旋，疼痛随即缓解即为试验阳性。或让患者取俯卧位，屈曲患侧膝关节，检查者一手固定骨盆，一手握持患肢小腿远侧，推动小腿做髋关节内旋及外旋运动，若发生上述反应，即为试验阳性。

七十八、肋髂撞击综合征

肋髂撞击征

令患者躯体向一侧弯曲，当最下肋骨与髂骨接触时出现疼痛即为阳性。

七十九、股直肌、髂腰肌挛缩

股直肌挛缩试验

髋关节屈曲畸形可由髂腰肌或股直肌痉挛所致。区别的方法是：病人俯卧位、屈膝，若臀部翘起，则为股直肌挛缩，如臀部仍平放，则为髂腰肌挛缩。

八十、骶髂关节疾病

（一）骶髂关节分离试验

又称髋外展外旋试验、盘腿试验、"4"字试验、帕特里克（Patrick）试验。

病人仰卧，健肢伸，患肢屈膝，把患肢外踝放于对侧膝上大腿前侧，检查者将一手扶住对侧髂嵴部，另一手将膝向外侧按压，尽量使膝与床面接近。因为患侧大腿外展外旋，这时髂骨上部被大腿前侧和内侧肌群牵拉而产生扭转并向外分离，若骶髂关节有病变则发生疼痛，但事先应排除髋关节本身病变。

（二）伊利（Ely）试验

患者俯卧，一侧膝关节屈曲，使足跟接近臀部。正常者骨盆前倾，腰前凸增大。若骶髂关节有病变，则骨盆离开床面被提起，表示骶髂关节活动受限或髋前软组织挛缩。

（三）内奥霍洛（Nacholos）征

患者俯卧、过度后伸大腿、屈膝，如引起骶髂关节及下肢疼痛，即为阳性，表示骶髂关节有病变；如腰部疼痛，则为腰骶关节病变。

（四）足－嘴试验

患者站立，双手捧起一足并尽力向嘴的方向上举，若出现腰骶部疼痛并稍偏向抬足侧，说明腰骶关节可能有疾患；若对侧骶髂关节后部疼痛，可能为对侧骶髂关节疾患。本试验为腰骶关节屈曲和骨盆旋转运动。

（五）分腿试验

又称床边伸髋试验、盖斯兰（Gaenslen）试验、骶髂关节扭转试验。检查方法：

（1）患者仰卧，臀部靠近床边，先将健侧髋膝关节尽量屈曲，贴近腹壁，患者双手抱膝以固定腰椎，患肢垂于床边，检查者一手按压健侧膝关节，帮助屈膝、屈髋，另一手用力下压患肢大腿，或检查者双手用力下压垂于床边的大腿，使髋关节尽量后伸，则骶髂关节转动发生摩擦，若在该侧骶髂关节出现疼痛，则为阳性，说明骶髂关节有疾患。

（2）患者侧卧，健侧在下，将健腿极度屈曲并固定骨盆，检查者一手握住患肢踝部，使膝关节屈曲90°，再将患肢向后牵拉，使髋关节尽量过伸，另一手将骶部向前推压，则骶髂关节便向后转动，若出现疼痛，即为阳性。

（六）骨盆分离与挤压试验

患者仰卧，两手置于身旁。检查者两手按住两侧髂嵴内侧，将骨盆向外侧做分离按压动作，然后两手掌扶住两侧髂前上棘外侧并向内侧对向挤压，或让患者侧卧，检查者双手掌叠置于上侧髂嵴之外持续向对外侧按压，同法检查对侧。前者使骶髂关节分离，后者使其受到挤压。另外，还可以进行耻骨联合压迫试验，试验过程中，若骶髂关节出现疼痛即为阳性，但此试验阳性发现者较少。此试验还可用于检查骨盆部是否有骨折，若有骨折，则可以引起骨折部位疼痛或使疼痛加重。

（七）提腿试验

又称伸髋试验、吉利斯（Gillis）试验、约曼（Yeoman）征。患者俯卧，检查者用手掌压住髂骨，手指触及受累的骶髂关节，另一手将患肢大腿向后提起，使髋关节尽量后伸，此时股四头肌紧张。该侧髂骨发生前倾和旋转动作，骶髂关节受到牵拉，如该关节出现疼痛，即为阳性，表示有骶髂关节病变。

（八）唧筒柄试验

又称斜攀试验。先试验健侧，检查者一手握住小腿，充分屈曲髋、膝关节，另一手按住同侧肩部，固定躯干，然后将大腿及骨盆向对侧推送，使腰骶部及骶髂关节发生旋转。用同样方法再试验患侧，两侧对比，若骶髂关节出现疼痛，即为阳性，说明疼痛侧骶髂关节有病变。

（九）骨盆旋转试验

患者坐于小椅子上，检查者面向患者，以两大腿内侧夹住患者两膝稳定骨盆，再用两手分别扶住患者两肩，将躯干做左右旋转活动。骶髂关节有疾患时，病变侧出现疼痛，即为阳性。

（十）　单腿跳跃试验

先用健侧后用患侧做单腿跳跃，如果腰椎无病变，健侧持重单腿跳跃应无困难。患侧持重做单腿跳跃时，若有明显的骶髂关节部位疼痛或不能跳起，即为阳性，应考虑患侧骶髂关节可能有病变，但要排除髋关节、脊柱和神经系统疾病的影响。

（十一）　卧床翻身试验

骶髂关节炎症的患者常喜健侧卧位下肢屈曲，向患侧卧时多引起病变部位疼痛。翻身时病变部位疼痛加重，故常以手扶持臀部保护或请旁人帮助才能翻身。

（十二）　骶髂关节定位试验

患者仰卧，检查者抱住其两腿膝后部，使髋关节屈曲至90°位，小腿自然地放在检查者右臂上。检查者左手压住膝部，使骨盆紧靠检查台，患者肌肉放松，然后以双大腿为杠杆，将骨盆向右和向左挤压。一侧受挤压，对侧被拉开，骶髂关节疾患时，向患侧挤压时疼痛较轻，而向对侧挤压时患侧被拉开疼痛较为剧烈。

（十三）　斯-彼（Smirg-Peterson）试验

此试验又称戈德思韦特（Goldthwait）试验。患者仰卧，检查者一手放于病人腰部，做直腿抬高试验。如腰椎部未动即出现疼痛，则病变位于骶髂关节；如果腰椎活动后始出现疼痛，则病变多在腰骶关节。

（十四）　拉瑞（Larrey）征

患者坐于扶手椅或板凳上，用手撑起躯干，然后突然放手坐下，患侧骶髂关节因震动而引起疼痛，即为阳性。

（十五）史密斯-彼特森（Smith-Peterson）试验

患者直立，将脊柱向左或向右侧倾斜，若一侧骶髂关节有疾患，脊柱倾向健侧的动作多有障碍。

（十六）拉格尔（Laguere）试验

患者仰卧，髋与膝关节同时屈曲，然后髋关节外展、外旋，骶髂关节若有病变，便可出现疼痛，但不影响腰骶关节。

（十七）坎贝尔（Campbell）征

嘱患者取站立位或坐位，躯干前倾时，骨盆不动，可能为骶髂关节病变。若骨盆及躯干同时前倾，则为腰骶关节病变，主要活动在髋关节。

（十八）奈里征

站立时，躯干前屈，引起患侧屈膝，见于腰骶或骶髂关节病变。

（十九）贝尔征

在较瘦患者中，触诊髂凹深部。如有骶髂关节炎，可产生疼痛。

（二十）骨盆倾斜试验

在患者的髂前上棘和髂后上棘之间用粘膏贴一竹尺，然后令病人弯腰。如竹尺没有或很少倾斜，可考虑为骶髂关节病变。反之，如竹尺倾斜很大，而腰椎保持伸直状态，弯曲中心在髋关节，则说明为腰骶关节病变。

八十一、骨盆骨折

骨盆分离与挤压试验：参见骶髂关节疾病。

八十二、中枢感觉区损伤

（一）皮肤定位试验

用手指或笔杆等物轻触病人皮肤，让患者用手指出受刺激的部位。

（二）两点辨别试验

用两脚规分别以一脚或两脚接触皮肤，看患者能否辨别是一点还是两点刺激，另外还要测定患者感知两点刺激的最小距离。正常两点辨别的最小距离：指尖为 3 ~ 8mm，手掌为 8 ~ 12mm，手背为 30mm，前胸为 40mm，背部为 40 ~ 70mm，上臂及大腿为 75mm。

（三）体表图形试验

用笔杆在患者皮肤上划三角形或圆等几何图形或数字，询问患者是否能辨别出来。

（四）实体试验

让患者触摸放于手中的物体，说出物体的形状、大小及名称。

（五）重量试验

以体积相同而重量不同的物体置于患者手中，让患者指出何者轻或重，以测定辨别重量的能力。

八十三、中枢运动区损伤

（一）髌阵挛

患者仰卧，下肢伸直，检查者以手指按于髌骨上缘。

（二）踝阵挛

患者仰卧，检查者以左手托住其腘窝，膝关节呈半屈曲位，另一手推住前足底，迅速而骤然推足背屈，并维持适当推力。于是踝关节便出现有节律的伸屈动作，称为踝阵挛阳性，为锥体束损害的表现。

（三）巴宾斯基（Babinski）征

用钝性物或骨针划足底外缘，由后向前直到趾下，引起趾背屈，其余各趾呈扇形分开，并向跖屈为阳性，仅趾背屈为弱阳性，此试验用于检查锥体束损害。

（四）贡达征

用力扭转或下压病人第3或第4足趾，引起与巴宾斯基征相同的反应。

（五）腓骨反射

用圆形笔杆等物，沿腓骨表面向下划过。若引起反射性的趾背伸动作，即为反射阳性，其意义同巴宾斯基征。

（六）拉米斯特斯（Raimistes）足征

患者仰卧，双下肢伸直并稍外展。检查者双手扶住健肢大腿和小腿的外侧，让患者抗阻力地外展健腿，若患肢出现反射性的外展动作，即为此征阳性。相反，让患者抗阻力地内收健腿和小腿的外侧，若患侧下肢也同样出现反射性的内收动作，也为此征阳性，说明患肢锥体束受损。

（七）上肢对侧伴随运动

患者取坐位，手掌朝上，手指伸直，肌肉放松。检查者与患者的健侧手用力握手，此时若患侧（对侧）手出现反射性的握拳，即为反射阳性。若患者的健侧手用力握拳，其对侧手也出现反射性各指屈曲的伴随动作，亦为反射阳性，说明该上肢有轻度的锥体束损害。

（八）奥本海姆（Oppenheim）征

以拇指和食指沿胫骨外缘用力自上而下擦过直到内踝上，引起趾背伸为阳性，表示上运动神经元损害。

（九）查多克（Chaddock）征

用钝物或骨针由后向前划足底外侧，而趾背屈者为阳性，正常时只能发生跖屈运动，表示上运动神经元损害。

（十）戈登（Gordon）征

以手用力挤压腓肠肌并快速松手，引起趾背屈者为阳性体征，表示上运动神经元损害。

（十一）弹指反射征

患者腕略伸，指微屈。检查者以左手托住病人腕部，右手拇、食二指挟住其中指，用拇指快速地向掌侧弹拨其指甲，阳性者，各指向掌侧屈曲。因少数正常人可出现阳性，故明显阳性或双侧不对称时，才具有临床意义，表示上运动神经元损害。

（十二）罗索利莫（Rossolimo）征

急促地叩击足趾的跖面引起足趾跖屈，即为阳性，表示上运动神经元损害。

（十三）拇指随伴运动

又称瓦顿伯格（Wartenberg）反射。检查方法有两种：

（1）检查者一手固定患者前臂，使手掌向上（旋后），另一手四指与患者同手四指互相用力勾拉，观察其拇指动态。

（2）患者双手四指勾拉在一条横杆上，观察其拇指动态。

正常人拇指无反射性动作，或仅有轻微的屈曲动作。若患者拇指出现明显的屈曲和内收动作，即为反射阳性，说明该上肢可能有上运动神经元损害，此反射有时在锥体束损害的早期即可出现阳性。

（十四）下肢钟摆试验

患者取坐位，两小腿自然下垂。检查者将其两小腿举起后突然放手，使小腿自然下落。正常人两小腿落下后，可继续前后晃荡，如钟摆样摆动，几次后逐渐减小幅度直至停止，两侧相同，同时停止。双下肢肌张力增高者，其摆动时间远较正常人短暂；一侧肌张力增高时，该侧小腿摆动过早停止，表示上运动神经元损害。

八十四、小脑损伤

（一）双指试验

又称双臂试验。患者站立或取坐位，闭眼，双上肢向前水平伸直，握拳并伸出食指。若两手均偏向患侧，提示迷路病变。

（二）指指试验

嘱患者伸直食指，屈肘，然后伸直前臂以食指触碰对面医生的食指，先睁眼做，后闭眼做。正常人可准确完成。若总是偏向一侧，则提示该侧小脑或迷路有病变。也可以患者自己双手本指先相对，然后一手不动，另一手外展后又回到原位，与不动的那只手食指相碰，然后双手交换，依次重复做此试验。

（三）指鼻试验

医生先做示范动作，即将前臂外旋、伸直，然后以食指触自己的鼻尖，先慢后快，先睁眼后闭眼反复做上述动作。正常人动作准确，共济失调患者指鼻动作经常失误，出现手指偏斜和动作性震颤。如睁眼无困难，闭目不能完成，为感觉性共济失调。睁眼、闭眼皆有困难者为小脑性共济失调。

（四）指指-指鼻试验

此试验为指指试验与指鼻试验同时做，试验结果比单独一个试验结果更明显。

（五）辨距不良试验

小脑半球病变者，取物时，其手展开幅度很大，与该物大小极不相称，而且距离不准，往往将物体推翻之后，才能握住，其意义与指鼻试验相同。

（六）费希尔（Fischer）试验

又称手指试验。先在患者拇指的指间关节尺侧缘做一标记，然后让患者该手食指指尖叩击此点。叩击时要连续迅速，每秒 3~5 次。食指尖抬高 1.5~2cm，叩击时拇指不准移动。

若有小脑疾患，食指叩击动作缓慢，食指抬高幅度小，节律不规则，叩击部位不准确，过早停止，甚至不能做此动作。上锥体系、间脑或基底神经节损伤者，食指叩击动作也缓慢，幅度小，动作僵硬，而拇指的动作较多，甚至腕关节也参加运动。

（七）轮替动作试验

嘱患者伸直手掌并反复做快速旋前、旋后动作，以观察拮抗肌群的协调动作。共济失调患者动作缓慢、笨拙，一侧快速动作障碍则提示该侧小脑半球病变。

（八）反冲力消失征

患者取坐位，用力屈肘。检查者拉其前臂用力使其伸肘（另手按其肩部保护），然后突然放手。正常人手臂仅稍有反冲现象，不会反击自己身上。若有小脑疾患，因拮抗肌肌张力低下，手臂即反击于自己身上，为阳性。

（九）跟-膝-胫试验

嘱患者仰卧，先将一侧下肢屈曲，足跟置于对侧膝部远端，并沿胫骨前徐徐滑下至内踝，睁眼和闭眼各反复试验数次。共济失调患者（小脑或脊髓后索病变）出现动作不稳或失误。

（十）费希尔（Fischer）跟胫试验

患者仰卧，双下肢伸直，然后提起一足，以足跟连续叩击对侧胫骨粗隆下方，提跟高度约为30cm，每秒叩击2～3次。试验亦可取站立位进行。此试验比跟-膝-胫试验更敏感，特别是小脑疾病患者可出现侧距过远、动作分解和失调。锥体束疾病患者动作缓慢，提高幅度小。

（十一）龙贝格（Romberg）征

又称闭目难立征。测试时，嘱患者两臂向前伸平，双足并拢直立或一足置于另一足跟之后站立，然后闭目，如出现身体摇晃或倾斜，则为阳性。仅闭目时不稳提示两下肢有深感觉障碍或前庭疾患，闭目、睁目均不稳提示小脑蚓部病变。

（十二）仰卧起坐试验

患者仰卧于硬板床上，不垫枕，双下肢伸直，双手放置胸前，嘱患者不用手支撑自行坐起。若患侧半身肌张力低下（如一侧小脑疾患），在坐起时，同侧下肢也随之举起，称为臀部躯干联合屈曲征阳性。若一侧大脑疾患，则对侧下肢举起。若为双侧性小脑或大脑运动区病变，则两侧下肢同时举起，如不用双手支撑床面，患者便无法仰卧起坐。正常人在仰卧起坐时可以保持骨盆、下肢不动，膝关节伸直。

八十五、大脑性瘫痪

(一) 蓝朵反射

1. 婴儿期检查

检查者以手掌托起患儿的胸腹部，使之处于悬空俯卧位，若托起时患儿垂头垂足，反射为阳性，可能是大脑发育不全或大脑性瘫痪的早期表现。正常婴儿在被托起时呈挺胸、仰头和伸腿的姿势，若按头俯屈，婴儿的双侧髋关节亦反射性地屈曲。

2. 学龄期小儿检查法

患儿在坐位时，出现颈背部不能伸直和双臂弯曲，即为反射阳性。若再按其头部使之俯屈，放手时患儿可出现反射性颈项过伸、角弓反张，此征见于大脑性瘫痪的患儿。正常的小儿在坐位时的姿势是头后仰、双臂伸直。

(二) 强握反射

又称握持反射。检查者以手指或其他物体触及小儿手掌心，小儿即握紧此物不放，称为反射存在或阳性。3~4个月之内的婴儿此反射阳性，以后逐渐消失。若以后仍然存在或重新出现，提示其对侧大脑（额叶）有病变（如大脑瘫）。若3~4个月之内的婴儿此反射消失，说明该侧肢体可能有瘫痪，如臂丛神经损伤等。

(三) 拥抱反射

小儿仰卧，检查者抬起其头与颈部，使上身离开床面约成30°角（约呈半坐位），然后突然将小儿头放下约15°（放下高度约数厘米）；也可以将小儿仰卧于桌上，头露在桌边之外，检查者双手将头扶在水平位，然后将头突然放下数厘米；也可以将小儿坐位横置于检查者双腿上，一手保护小儿身体，另一手托住小儿头成水平位，然后再屈曲内收抱在胸前。若下肢也出现伸直动作，并发出哭声，即称为拥抱反射阳性。正常新生儿皆可见此反射，4 个月后消失。若新生儿此反射过早消失，两臂均无反应，说明有肌张力不全或肌痉挛现象存在，提示.脑损伤或疾患。若 4 个月后此反射仍持续存在，说明脑损伤或脑发育不良，如大脑性瘫痪等。

（四）坐位后仰试验

患者坐在桌边上，双小腿垂于桌下，双手抓住桌边缘，然后慢慢地后仰，直至卧倒。若头虽后仰，但只是腰背部变驼，而无后仰倒之势，同时其下肢也出现紧张伸直状态，即为试验阳性，说明大脑运动病损、运动失调。

八十六、上肢瘫痪

（一）上肢轻瘫试验

（1）患者站立或取坐位，两上肢向前伸直，前臂旋前手掌朝下。数秒钟后，即可见患肢的前臂呈过度旋前位，或同时小指外展，并可见患肢无力而逐渐下落。

（2）患儿或神志不清躁动的患者，如四肢有偏瘫、骨折或脱位，则患肢活动较少或完全不动。

（3）用针刺痛患肢，如不出现上肢屈曲动作，可能为瘫痪、骨折或昏迷。如小儿该肢感觉尚存在，则可因刺痛而啼哭。

（二）分指试验

此又称手指外展对比法。患儿双手五指分开（外展），两手相合，指指相对，几秒钟后，有轻瘫的一侧手指逐渐并拢（内收）。

（三）肢体坠落试验

患者仰卧，将其两上肢伸直提起与躯干垂直，观察其坠落情况，昏迷患者瘫痪侧迅速坠落而且沉重，常落在自己胸部，而健侧则是向外侧倾倒，坠落速度较慢。如果患肢为轻瘫，则可维持于垂直位一段时间，但比健侧时间短，此项又称肢体坠落试验。

八十七、下肢瘫痪

（一）巴雷（Barre）下肢瘫痪试验

方法一：患者俯卧，检查者将其双膝屈曲至垂直位，放手后几秒钟，患肢即逐渐下垂。

方法二：患者俯卧，用力屈膝使足跟碰到臀部，即可看出轻瘫侧的踝关节与趾关节不能用力跖屈。

（二）敏卡锡尼（Mingazini）试验

患者仰卧，髋、膝关节屈曲至直角位，几秒钟后患肢即不能支持下垂，即为试验阳性。

（三）昏迷病人下肢轻瘫试验

将患者下肢屈曲，足跟不离床，然后突然放手。若该肢无瘫痪，则逐渐伸直至原来的位置。若该肢向外侧倒下或下肢伸直处于外旋位，表明该肢有轻瘫。

（四）下肢外旋试验

患者仰卧，双下肢伸直，两足扶直并拢，如下肢瘫痪，则患侧足向外侧倾倒。

（五）三屈征

（1）患者仰卧，双下肢伸直，检查者以针刺痛其下肢，或迅速用力将足趾跖屈。若患者该下肢出现踝关节、膝关节和髋关节屈曲，即称三屈征阳性，又称三屈反射，也称马利 - 福克斯现象，说明脊髓腰段以上有横贯性（完全性）损害。

（2）患者仰卧，双下肢伸直，然后一侧下肢主动屈髋、屈膝。正常人踝关节也反射性地跖屈，即三屈征阴性。若出现踝关节背屈，即称为三屈征阳性。说明对侧锥体束有损害。如同时出现足极度跖屈和内翻，可能是额叶皮质有病变。

（3）患者俯卧，下肢伸直，然后一侧下肢屈膝。正常人踝关节反射性地跖屈。如屈膝同时出现踝关节背屈和髋关节屈曲的反射动作，即称为三屈征阳性，说明对侧额叶皮质或锥体束病损。

（六）全部反射

又称总体反射或总体屈曲反射。下肢某处稍受震动或刺激，即可引起广泛而显著的肌肉痉挛，髋关节和膝关节屈曲、踝关节背屈（称为三屈征阳性），双下肢内收，前腹壁痉挛，瘫痪区某处皮肤出汗，有时出现反射性排尿、排便、阴茎勃起、血压升高等现象。这种广泛而a著的反射就称为"全部反射"。此种反射是由于脊髓反射中枢失去大脑高级中枢的控制，兴奋性增强和扩散的结果。此反射阳性多见于脊髓腰骶段以上完全横断性损害而腰骶段完整者。

（七）皮肤划痕试验

为刺激皮肤引起的毛细血管反射。

（1）皮肤白色划痕反应

用钝头竹签加适度压力在皮肤上划压，数秒以后皮肤就会出现白色划痕（血管收缩），称为皮肤划痕现象。正常持续 1～5 分钟即行消失。如果持续时间较长，提示有交感神经兴奋性增高。

（2）皮肤红色划痕反应

经竹签划压很快出现红色条纹，持续时间较长（数小时），而且逐渐增宽或皮面隆起，则提示副交感神经兴奋性增高。

周围神经损伤或脊髓损伤，节段以下皮肤划痕反应减弱或消失。

（八）发汗试验

伤肢皮肤涂以 1%~2%含碘溶液，干燥后再撒一层淀粉。然后使患者发汗，淀粉在汗液的作用下变为蓝色。出现周围神经损伤或脊髓损伤时，节段以下分布区无汗或少汗，根据淀粉变色情况，可以做出判断。

八十八、臂丛神经损伤

（一）轴索反射试验

以确定牵拉损伤的部位。用 1%磷酸组胺注射于前臂内侧、桡侧各两处以及手背尺、桡侧各一处皮内（共 6 处），健侧对照。局部血管舒张形成皮丘，并向周围扩散为正常反应。无扩散为阴性，且表明有椎间孔外神经根损伤，轴索反射消失。

（二）神经瘤征

叩击颈部患处，可在该神经分布区感到电击样疼痛，提示神经根有断裂。

八十九、腋神经损伤

梳头试验：参见肱二头肌长腱腱鞘炎。

九十、正中神经损伤

（一）握拳试验

患手握拳时，拇指与食指不能屈曲，中指屈曲不完全。

（二）拇指对掌试验

正常拇指对掌运动时，拇指末节指腹可与小指末节指腹面面相对，正中神经损伤时，拇指只能与小指的侧缘相接触，不能与指腹相接触。

（三）拇指与小指尖相对试验

当拇指尖与小指尖相对时，正常此两指末节的中轴（或指甲的中线）可在同一直线上。如拇指不能对掌，拇指尖只能对小指尖的一侧，则两个中轴线不在同一直线上，有交角。

（四）两手互握试验

患者取坐位，两肘支于桌上，两手举起，手指交叉互相握手，即可见其患侧食指、中指不屈曲。

（五）屈指试验

检查者将患手举起，固定食指近侧指间关节使之伸直，然后让患者主动屈曲远侧指间关节，若正中神经损伤，则不能主动屈曲；或将患者手掌平放于桌面上，五指张开，然后五指做搔抓桌面的动作，即可见其食指不能搔抓。此征阳性说明损伤部位在前臂以上，引起指深屈肌麻痹。

（六）拇指屈曲试验

患者手放于桌上，手掌朝上。检查者固定拇指掌指关节于屈曲位，然后让患者主动屈曲指间关节；或检查者用右手食指顶住患者拇指末节指腹做对抗，嘱其抗阻力地屈曲指间关节，如无力或不能屈曲，说明拇长屈肌无力，正中神经损伤部位可能在肘部以上。

（七）拇指小指夹纸试验

嘱患者患手拇指与小指夹一张纸片，检查者如能轻易抽出纸片，即为试验阳性，说明拇指对掌肌无力。

（八）瓦顿伯格（Wartenberg）试验

患者取坐位，双手四指并拢，拇指桡侧外展，然后两手食指及拇指尖侧面相靠拢，放在自己面前，可见患侧拇指无力外展而逐渐变内收姿势。

肩关节外展试验：参见肩胛骨颈部骨折。

九十一、尺神经损伤

（一）花托试验

患手五指不能汇拢呈花托状，故不能托起一只水杯。

（二）夹纸试验

将一纸片放在患手两指之间，嘱患者用力夹紧，如检查者能轻易抽出纸片，即为试验阳性，说明掌侧骨间肌无力。

（三）弗罗门（Fromen）试验

又称持板试验。患者用拇指与食指夹住木板的边上，要求拇指伸直放平，即可见患侧拇指指间关节仍处于显著屈曲状态，这是由于拇内收肌无力，拇长屈肌作用加强所致。

（四）Forment 试验

嘱患者用双手拇指、食指夹持问一纸片，患侧拇指末节若出现屈曲状，即为阳性，说明拇内收肌麻痹。

（五）小指外展试验

患者五指并拢，手掌朝下，平放桌上，然后小指做外展和内收动作，若患侧小指不能外展即为试验阳性。

（六）握拳试验

患手握拳时，小指与环指无能力屈曲。

（七）小指屈指试验

患者手掌朝下，平放于桌上，五指伸直，然后各指做搔抓桌面动作，如小指不能搔抓，即为试验阳性，或将患手举起，检查者固定环指、小指近侧指间关节于伸直位，然后让患者屈曲环指、小指的远侧指间关节，即可见两指末节不能主动屈曲。

（八）拇指-食指指尖相对试验

拇指尖与食指尖不能相碰构成"O"形姿势。

九十二、桡神经损伤

（一）握拳试验

患手握拳时，拇指不能与其余四指相对，只能靠在食指的桡侧。握拳时其腕关节不能背伸而使垂腕更加明显。

（二）合掌分掌试验

患者双手五指伸直并拢，合掌举起于胸前，然后腕部仍然相贴，指与掌分开（即背伸腕关节和掌指关节）。如见患手无能力分掌，而是弯着手指并沿着健侧手掌向下滑落，即为试验阳性。

（三）拇指外展背伸试验

患者双手举起于面前，手掌向前，四指伸直，拇指外展，双手并排，即可见患侧拇指处于内收位，不能外展和背伸。

九十三、坐骨神经损伤

损伤后表现视损伤平面而定。在骨盆出口处断裂，引起股后部肌肉及小腿和足部所有肌肉全部瘫痪。大腿后侧、小腿后侧及外侧和足部感觉全部消失；膝关节不能屈曲，踝关节与足趾运动功能完全丧失。足部出现神经营养性改变。膝部和小腿部损伤，则分别表现出胫神经和腓总神经受损的表现。

九十四、胫神经损伤

（一）背屈踝试验

又称 Sicard 征。检查者用力将患侧踝关节背屈，若腘窝及小腿后侧疼痛，即为试验阳性，提示胫神经损伤。

（二）背屈趾试验

又称 Turirni 征。检查者骤将患侧趾背屈而使其上翘，若腓肠肌内疼痛，即为试验阳性，提示胫神经损伤。

九十五、股神经损伤

损伤后主要临床表现为股四头肌麻痹所致膝关节伸直障碍及股前和小腿内侧感觉障碍。

九十六、腓总神经损伤

踝跖屈试验：患者仰卧位，双下肢伸直。检查者骤将患侧踝关节跖屈，若出现腘窝及小腿前外侧疼痛，即为试验阳性，提示腓总神经损伤。

第四章 开放性骨折与关节损伤的处理

第一节 开放性骨折的分类

一、根据开放性骨折开放伤口形成的原因分类

根据开放性骨折开放伤口形成的原因，将其分为三类：

（一）自内而外的开放性骨折

骨折断端移位或是异常活动时，其一端自内而外穿破皮肤或黏膜而形成，多为间接暴力所致。

（二）自外而内的开放性骨折

暴力直接作用于局部，同时损伤软组织及骨骼，如弹片穿入伤、尖刀刺入伤、机器绞轧伤等。

（三）潜在的开放性骨折

由于重力碾压或机器绞轧，使皮肤呈广泛的皮下剥离、皮肤挫伤，但无伤口，同时造成骨折。皮下剥离的皮肤有可能部分或全部坏死，因此是潜在性的开放骨折。但如骨折周围包裹较厚的完整肌肉，则即使皮肤坏死也不会成为开放性骨折。部分移位的骨端，自内而外压迫皮肤，若未能及时解除其压迫，也可能形成局部皮肤坏死，转化为开放性骨折，这类情况也属于潜在性开放性骨折。

二、按软组织损伤的轻重和程度分类

按软组织损伤的轻重和程度分为三型：

（一） Ⅰ 型

皮肤或黏膜被自内向外的骨折端刺破，伤口在 2cm 以下者。

（二） Ⅱ 型

皮肤被割裂或压碎，皮下组织与肌肉有中等度损伤，伤口大于 2cm 者。

（三） Ⅲ 型

多段骨折合并严重软组织撕脱或碾挫伤者，或创伤性断肢者。

第二节　开放性骨折的病理变化

开放性骨折共同的病理特点是以创口为中心，向外出现不同的三个创伤反应区。第一区为创口中心区，组织直接遭受损伤，可有多种异物或污物存留，也必然有大量细菌进入创口内；第二区为损伤组织的边缘区，各种组织（如肌肉、肌腱）被挫伤，可发生缺血甚至坏死，有利于细菌的存留、繁殖和扩散；第三区为创口周围组织的振荡反应区，此区内的受累组织可出现水肿、渗出、变性以及血管痉挛缺血，因此活力降低，容易发生感染或感染扩散。细菌繁殖的潜伏期是 6~8 小时，因此超过了细菌繁殖的潜伏期，创口内就有大量细菌增长，创口感染的可能性增大，并出现组织水肿、渗出、变性甚至化脓坏死等改变，进一步发展可出现感染扩散而导致菌血症、败血症、骨髓炎等。

第三节　开放性骨折的处理原则

开放性骨折必须及时正确地处理伤口、防止感染，力争创口迅速愈合，从而将开放性骨折转化为闭合性骨折。其治疗原则是：

(1) 正确辨认开放性骨折的皮肤损伤情况。

(2) 及时彻底清创。

(3) 采取可靠的手段稳定骨折断端。

(4) 采取有效的方法闭合创口，消灭创面。

(5) 合理使用抗生素。

开放性骨折选用的固定方法，应针对不同伤情认真考虑。若污染严重或单纯外固定可以达到治疗目的，应首先选用外固定。若伤口干净、清创彻底或有血管神经损伤、骨折端不稳、多处多段骨折，可考虑选用内固定。

第四节　清创术的时间和要点

任何开放性骨折，均应尽早行清创手术。通常伤后 6~8 小时以内，细菌尚未侵入深部组织，此时是做清创手术的黄金时间。此时经过彻底清创后，绝大多数伤口可一期愈合。在 8~24 小时之间的创口仍可行清创手术，但一期愈合与否应根据创口情况而定。若已有严重炎症，则不应做清创手术。超过 24 小时的创口，通常不宜行清创手术。但在少数情况下，如冬季、气温低、创口污染轻微，虽已超过 24 小时仍可行清创手术。对于已有明显坏死的组织和异物，可以简单清除，通畅引流，留待二期处理。

开放性骨折清创手术的特点分述如下。

一、清创前准备

在决定行清创术后，于摄 X 线片时即应做手术准备，争取尽早进行手术。术前给予足量的抗生素，必要时准备输血。

二、麻醉选择

可选用臂丛麻醉、硬膜外阻滞和局部麻醉等，应尽量避免选用全身麻醉及蛛网膜下腔阻滞，因其有加深休克的危险。采用局部麻醉时，应自创口周围健康皮肤上刺入注射。

三、清创术要点

（一）清洗伤肢

先从创口周围开始，逐步超越上、下关节，用无菌毛刷及肥皂液刷洗 2～3 次，每次都用大量温开水或无菌生理盐水冲洗，每次冲洗后要更换毛刷。刷洗时用无菌纱布覆盖创面，勿使冲洗液流入创口内。创口内部一般不用刷洗，如污染较重，可用无菌棉花、纱布或软毛刷轻柔地进行清洗。最后用无菌生理盐水将创口彻底冲洗干净（最好用喷射脉冲冲洗法）。然后，用无菌纱布擦干，再用碘酒、酒精消毒皮肤，注意勿流入创口内，最后铺巾。

（二）止血带的应用

最好不用止血带（大血管破裂时除外），因为用止血带有下列缺点：

（1）创口缺血后无法辨别有血液供应的健康组织和失去血液供应的组织。

（2）创口内的组织因血液供应阻断，存活率降低。

（3）因创口缺血，促使厌氧性细菌生长。

（三）切除创口边缘

用有齿镊子夹住皮肤边缘，沿一定方向依次切除已撕裂的、挫伤的皮肤边缘。对仍有血液供应者，只切除 1～2mm 的污染区域，切除后用无菌纱布将皮肤边缘盖妥。

（四）清除创腔或创袋

从浅层到深层、从近处到远处进行清创，要彻底，勿遗漏。若皮肤剥离甚广，皮下创腔或创袋有隧道深入远处，应将其表面皮肤切开，仔细检查创腔、创袋，清除存留的异物。切开皮肤时要注意皮瓣的血供及日后的肢体功能。

（五）皮下组织与皮下脂肪的处理

已污染的及失去活力的组织应切除。脂肪组织的血液供应较差，容易引起感染，可多切除。

（六）深筋膜

沿肢体纵轴切开深筋膜，以防组织肿胀，造成内压增加而导致组织缺血。肘部、膝部远端有严重外伤或大血管重建术后，筋膜切开术对防止筋膜间隔综合征的发生尤为重要。一切已撕碎、压烂的筋膜都要彻底清除。

（七）肌肉

失去活力的肌肉如不彻底清除，极易发生感染。色泽鲜红、切割时切面渗血、钳夹时有收缩力、有一定韧性是肌肉保持活力的良好标志。如色泽暗红无张力、切时不出血、钳夹时不收缩，表明肌肉已无生机，应予切除。对于撕裂的肌肉，因其多已丧失功能，愈合后多形成瘢痕组织，清创时不应忽略。

（八）肌腱

已污染和挫压的肌腱，不可随意切除，如仅沾染一些异物，可切除肌腱周围一薄层被污染的腱周组织，注意保留肌腱功能，尽可能争取一期缝合。污染严重失去生机的肌腱，可以切除。

（九）血管

未断裂而仅受污染的血管不要随便切除，可将血管的外膜小心剥离，清除污物。如果不影响患肢血供，清除时可以结扎而不必吻合。如为主要血管损伤，清除后应在无张力下一期吻合，必要时应行自体血管移植。

（十）神经

神经断裂如无功能影响，清创后可不吻合；如为神经干损伤，清创彻底可一期修复。但当有缺损或断端回缩不易吻合时，清创时不必单纯为了探查神经进行广泛暴露，可以留待二期处理。

（十一）关节周围韧带与关节囊的处理

已被污染与损伤的韧带及关节囊应尽可能修复。

（十二）骨外膜

骨外膜为骨折愈合的重要组织，应尽量保留。

（十三）骨折端

骨折端已污染的表层可用骨凿凿去或用咬骨钳咬除。用毛刷洗刷污染骨是不适宜的，因为可能将污物或细菌挤入深处。已暴露而又污染的骨髓，应注意彻底清除干净，必要时可用小刮匙伸入骨髓腔刮除。粉碎性骨折与周围组织尚有联系的小碎片不可除去。大块游离骨片在清洁后，用1%苯扎溴铵或5%碘附浸泡，再用生理盐水清洗后放回原处。

（十四）异物及组织碎片

创口中的异物、组织碎片、血凝块等，均应彻底清除。但异物如铁片、弹丸等无机物质投射部位深，亦可暂不取出，留待二期处理。

（十五）最后情况

彻底清理后，用无菌盐水再次清洗创口及其周围，然后用1%苯扎溴铵或3%

过氧化氢溶液清洗创口，再用生理盐水冲洗。在创口周围再铺无菌治疗巾，以便下一步修复手术。

第五节　开放性关节损伤的处理原则

皮肤与关节囊破裂、关节腔与外界相通者为开放性关节创伤。治疗目的是防止发生化脓性关节炎和恢复关节功能。开放性关节创伤程度与预后有关，可分为三度：

第 I 度：锐器直接穿破皮肤与关节囊，创口较小，关节软骨及骨骼尚完整，经治疗后，可保存关节功能。

第 II 度：钝性暴力伤，软组织损伤较广泛，关节软骨及骨骼有中度损伤。创口有异物，经治疗后可恢复部分关节功能。

第 III 度：软组织毁损，韧带断裂，关节软组织及骨骼损伤严重，创口内有异物，可合并关节脱位与神经、血管损伤，经治疗后，关节功能较难恢复。

一、处理原则

清创、关节制动、抗感染和早期功能锻炼。

二、处理要点

（一）切开

如创口较小或只有关节囊损伤，可将原创口扩大，必要时采用关节部的标准切口，以能充分显露、清楚观察和探查关节腔内的损伤情况。

（二）清理

清理脱落的破碎组织、游离小骨片及异物。

（三）冲洗

用大量生理盐水彻底冲洗关节腔，冲出小骨折片、破碎组织及异物，一般冲洗数次，生理盐水用量为 6~12L。

（四）关节内骨折片的处理

关节内已脱落的骨碎片如果去除后不影响关节稳定性，应予清除。大骨折块对关节功能有影响者，则应尽量保留，解剖复位后用克氏针或螺钉固定。有些关节部骨折块手术时可以切除，如肱骨小头、70% 的尺骨鹰嘴、桡骨小头、尺骨远端、部分或整个髌骨切除后预后较好。

（五）关节囊缝合

彻底清除后关节囊应一期缝合，如果令其开放，必然发生粘连，造成关节僵硬或强直。如果伤后时间较长，关节周围已经形成蜂窝织炎，但关节腔内并未发生感染，仍可缝合关节囊，不缝皮肤，做好关节囊外的开放引流，以防感染侵入关节腔内，3~5 天后炎症局限，皮肤延期缝合。关节囊损伤严重，清创后由于组织缺损无法缝合时，可用筋膜移植进行修补。皮肤缺损缝合张力较大者，也可暂不缝合，待炎症局限后行二期处理。关节囊闭合后，关节腔内不可放入粗的引流管，以免滑液、色素沉着导致间隔形成，影响关节功能。如果关节因特殊污染，清创不彻底，缝合后可用闭合导管持续冲洗，每日冲洗量为 6~12L，48 小时后拔除导管。

（六）抗生素的应用

全身用药原则与开放性骨折相同，因为关节滑膜不是抗生素的屏障，因此关节内一般不必特殊用药，但关节闭合后仍应注入抗生素，必要时可以多次穿刺注射。

（七）制动与关节早期锻炼

制动有利于创口愈合和控制炎症扩散，髋关节、膝关节可用下肢皮牵引，其他关节可用石膏固定。关节损伤的治疗，以恢复关节运动功能为主要目的，固定时间一般为 3 周左右。一般 3 周后应加强关节功能锻炼，否则有可能发生关节僵直。对关节面损伤较轻的病例，创口愈合后即可开始早期活动。损伤严重、影响关节稳定或功能不能恢复者可在晚期考虑关节融合术。

参考文献

［1］　邱贵兴．骨科［M］．北京：中国医药科技出版社，2014.

［2］　王伟，梁津喜，杨明福．骨科临床诊断与护理［M］．长春：吉林科学技术出版社，2020.

［3］　杨君礼．骨科诊疗图解［M］．郑州：河南科学技术出版社，2019.

［4］　吉旭彬．骨科疾病诊疗思维［M］．北京：科学技术文献出版社，2019.

［5］　徐东．骨科疾病临床诊疗［M］．北京：科学技术文献出版社，2019.

［6］　王祥杰．现代临床骨科疾病处置［M］．北京：科学技术文献出版社，2018.